U0237434

# 轻松学习冠状动脉光学相干断层成像

## OCT Made Easy

主　　编　Hiram G. Bezerra, Guilherme F. Attizzani, Marco A. Costa

主　　审　韩雅玲　李为民

主　　译　李　悦

副主译　盛　力　孙党辉　王定宇　张　松　公永太

译　　者　（以姓氏笔画为序）

王佳语　王定宇　公永太　孔一慧　刘　洋　闫　薇

兴树丰　孙　丽　孙中伟　孙党辉　牟红圆　苍　海

杜　丹　李　丹　李　悦　邹轶伦　宋鹏伟　张　云

张佳伟　郑林裙　赵时琪　赵鑫博　殷双丽　曹　阳

张　松　盛　力　韩雪杰　薛竟宜　戴晨光

译者单位　哈尔滨医科大学附属第一医院

中国医学科学院阜外医院

人民卫生出版社

·北京·

# 版权所有，侵权必究！

OCT Made Easy / by Hiram G. Bezerra, Guilherme F. Attizzani, Marco A. Costa
ISBN: 978-1-4987-1456-3
Copyright © 2018 by Taylor & Francis Group, LLC

Authorized translation from English language edition published by CRC Press, part of Taylor & Francis Group LLC; All rights reserved. 本书原版由 Taylor & Francis 出版集团旗下 CRC 出版公司出版，并经其授权翻译出版。版权所有，侵权必究。

People's Medical Publishing House is authorized to publish and distribute exclusively the **Chinese (Simplified Characters)** language edition. This edition is authorized for sale throughout **Mainland of China**. No part of the publication may be reproduced or distributed by any means, or stored in a database or retrieval system, without the prior written permission of the publisher. 本书中文简体翻译版授权由人民卫生出版社独家出版并仅限在中国大陆地区销售。未经出版者书面许可，不得以任何方式复制或发行本书的任何部分。

Copies of this book sold without a Taylor & Francis sticker on the cover are unauthorized and illegal. 本书封面贴有 Taylor & Francis 公司防伪标签，无标签者不得销售。

## 图书在版编目（CIP）数据

轻松学习冠状动脉光学相干断层成像 /（美）海勒姆·
G. 贝泽拉（Hiram G.Bezerra）主编；李悦主译. —北
京：人民卫生出版社，2021.11
　ISBN 978-7-117-31465-7

Ⅰ. ①轻… Ⅱ. ①海…②李… Ⅲ. ①冠状动脉造影
—研究 Ⅳ. ①R816.2

中国版本图书馆 CIP 数据核字（2021）第 067340 号

| 人卫智网 | www.ipmph.com | 医学教育、学术、考试、健康， |
| | | 购书智慧智能综合服务平台 |
| 人卫官网 | www.pmph.com | 人卫官方资讯发布平台 |

图字：01-2018-6151 号

轻松学习冠状动脉光学相干断层成像
Qingsong Xuexi Guanzhuang Dongmai Guangxue
Xianggan Duanceng Chengxiang

主　　译：李　悦
出版发行：人民卫生出版社（中继线 010-59780011）
地　　址：北京市朝阳区潘家园南里 19 号
邮　　编：100021
E - mail：pmph @ pmph.com
购书热线：010-59787592　010-59787584　010-65264830
印　　刷：北京盛通印刷股份有限公司
经　　销：新华书店
开　　本：787×1092　1/16　印张：11
字　　数：268 千字
版　　次：2021 年 11 月第 1 版
印　　次：2021 年 12 月第 1 次印刷
标准书号：ISBN 978-7-117-31465-7
定　　价：108.00 元

打击盗版举报电话：**010-59787491**　**E-mail：WQ @ pmph.com**
质量问题联系电话：**010-59787234**　**E-mail：zhiliang @ pmph.com**

# 中 文 版 序

近十余年，血管内超声（intravascular ultrasound，IVUS）和光学相干断层成像（optical coherence tomography, OCT）等腔内影像学技术迅速发展，在冠心病和外周血管病等疾病中得到广泛应用，显著提高了疾病的诊疗水平。OCT 是一种高分辨率的腔内影像学技术，通过近红外光扫描，可得到生物组织二维或三维结构图像；与 IVUS 相比，其波长更短、频率更高、成像速度更快。合理应用该技术，不仅能够提高术者对病变认识的全面性和准确性，还能够极大地优化经皮冠状动脉介入治疗（percutaneous coronary intervention，PCI）的效果，改善预后。因此，掌握 OCT 的基本知识及临床应用，对心血管介入治疗医生尤为重要。

李悦教授主译的《轻松学习冠状动脉光学相干断层成像》，不仅系统阐述了 OCT 在冠状动脉斑块评估、支架置入策略选择、优化支架置入及支架置入后效果评估等方面的应用，还对 OCT 在外周动脉疾病、静脉桥血管病变及移植物血管病变等方面的应用进行介绍，并结合具体病例对关键内容进行详细解析。不仅如此，本书还对目前各厂家 OCT 设备的组成、使用方法及具体应用进行逐一讲解。该书内容全面，图文并茂，具有很高的可读性、实用性和权威性，既可作为初学者的入门教材，又可用作提升技术水平的辅助用书。

"工欲善其事，必先利其器"，相信该书的出版，一定能够为提高我国心血管介入治疗医生的诊疗水平提供重要帮助。特为序，以飨读者。

中国工程院院士
全军心血管病研究所所长
中国人民解放军北部战区总医院心血管内科主任
中华医学会心血管病分会主任委员
2020 年 4 月 16 日于沈阳

# 编 者 名 录

**Hiram G. Bezerra**
Associate Professor of Medicine
Case Western School of Medicine
and
Director, Cardiac Catherization Laboratory
University Hospitals Cleveland Medical Center
Cleveland, Ohio

**Guilherme F. Attizzani**
Interventional Cardiology/Structural Heart
Disease Intervention
Assistant Professor of Medicine and John C.
Haugh Valve Fellow
Codirector, Cardiovascular Imaging Core
Laboratory
Codirector, Valve and Structural Heart Disease
Center
Harrington Heart and Vascular Institute
University Hospitals Cleveland Medical Center
Cleveland, Ohio

**Marco A. Costa**
Director, Interventional Cardiovascular Center
Director, Research and Innovation Center
Harrington Heart and Vascular Institute
University Hospitals Cleveland Medical Center
and
Professor of Medicine
Case Western Reserve University
Cleveland, Ohio

**Desmond Adler**
St. Jude Medical, Inc.
St. Paul, Minnesota

**Takashi Akasaka**
Professor
Department of Cardiovascular Medicine
Wakayama Medical University
Wakayama, Japan

**Daniel Chamié**
Interventional Cardiologist
Invasive Cardiology Department
Dante Pazzanese Institute of Cardiology
and
Director
Optical Coherence Tomography Core Laboratory
Cardiovascular Research Center
São Paulo, Brazil

**Lim Eng**
Cardiology Fellow
Division of Cardiology
Vancouver General Hospital
and
Department of Medicine
University of British Columbia
Vancouver, Canada

**Andrejs Erglis**
Professor of Medicine and Chief
Latvian Centre of Cardiology
Pauls Stradins Clinical University Hospital
and
Director
Institute of Cardiology and Regenerative Medicine
University of Latvia
Riga, Latvia

**Christopher Franco**
Cardiology Fellow
Division of Cardiology
Vancouver General Hospital
and
Department of Medicine
University of British Columbia
Vancouver, Canada

**Yusuke Fujino**
Interventional Unit
Cardiovascular Department
New Tokyo Hospital
Matsudo, Japan

**Anthony Fung**
Clinical Professor
Division of Cardiology
Vancouver General Hospital
and
University of British Columbia
Vancouver, Canada

**Tetsuya Fusazaki**
Associate Professor
Division of Cardiology
Department of Internal Medicine and Memorial
Heart Center
Iwate Medical University School of Medicine
Morioka, Japan

**Kenji Kaneko**
Project Manager
Interventional Systems Division
Cardiac and Vascular Company
Terumo Corporation
Tokyo, Japan

**Manabu Kashiwagi**
Research Associate
Department of Cardiovascular Medicine
Wakayama Medical University
Wakayama, Japan

**Vikram S. Kashyap**
Professor of Surgery
Case Western Reserve
University School of Medicine
and
Chief
Division of Vascular Surgery and Endovascular
Therapy
and
Co-Chair
Clinical Executive Committee
Harrington Heart and Vascular Institute
University Hospitals Cleveland Medical Center
Cleveland, Ohio

**Daniel Kendrick**
Vascular Surgery Fellow
Department of Surgery
Case Western Reserve University School of Medicine
and
Division of Vascular Surgery and Endovascular
Therapy
Harrington Heart and Vascular Institute
University Hospitals Cleveland Medical Center
Cleveland, Ohio

**Sameer J. Khandhar**
Assistant Professor of Clinical Medicine
Department of Cardiology
Perelman School of Medicine
University of Pennsylvania
and
Heart and Vascular Institute at Penn-Presbyterian
Hospital
Philadelphia, Pennsylvania

**Hironori Kitabata**
Assistant Professor
Department of Cardiovascular Medicine
Wakayama Medical University
Wakayama, Japan

**Takashi Kubo**
Assistant Professor
Department of Cardiovascular Medicine
Wakayama Medical University
Wakayama, Japan

**Alessio La Manna**
Consultant Interventional Cardiologist
Department of Cardiology
Ferrarotto Hospital
University of Catania
Catania, Italy

**Jun Li**
Interventional Cardiology Fellow
Department of Medicine
Case Western Reserve University School of Medicine
and
Department of Interventional Cardiology
Division of Cardiovascular Medicine
Harrington Heart and Vascular Institute
University Hospitals Cleveland Medical Center
Cleveland, Ohio

**Emile Mehanna**
Cardiology Fellow
Department of Internal Medicine
Division of Cardiology
Harrington Heart and Vascular Institute
University Hospitals Case Medical Center
and
Case Western Reserve University
Cleveland, Ohio

**Sunao Nakamura**
Interventional Unit
Cardiovascular Department
New Tokyo Hospital
Matsudo, Japan

**Yohei Ohno**
Assistant Professor
Department of Cardiology
Ferrarotto Hospital
University of Catania
Catania, Italy
and
Department of Cardiology
Tokai University School of Medicine
Isehara, Japan

**Takayuki Okamura**
Associate Professor
Division of Cardiology
Department of Medicine and Clinical Science
Yamaguchi University Graduate School of Medicine
Ube, Japan

**Guilherme Oliveira**
Harrington Heart and Vascular Institute
University Hospitals Case Medical Center
Case Western Reserve School of Medicine
Cleveland, Ohio

**Sahil A. Parikh**
Director of Endovascular Services
Center for Interventional Vascular Therapy
Division of Cardiology
Department of Medicine
Columbia University Medical Center
New York–Presbyterian Hospital
New York, New York

**Lino Patrício**
Consultant
Cardiology Department
Hospital de Santa Marta
Centro Hospitalar Lisboa Central
Lisbon, Portugal

**Ruben Ramos**
Consultant
Cardiology Department
Hospital Santa Marta
and
Centro Hospitalar de Lisboa Central
Lisbon, Portugal

**Jacqueline Saw**
Clinical Professor
Division of Cardiology
Vancouver General Hospital
and
Department of Medicine
University of British Columbia
Vancouver, Canada

**Tej Sheth**
Associate Professor of Medicine
McMaster University
Population Health Research Institute
Hamilton Health Sciences
Hamilton, Canada

**Satoko Tahara**
Interventional Unit
Cardiovascular Department
New Tokyo Hospital
Matsudo, Japan

**Corrado Tamburino**
Professor
Department of Cardiology
Ferrarotto Hospital
University of Catania
and
Excellence Through Newest Advances (ETNA)
Foundation
Catania, Italy

**Catalin Toma**
Assistant Professor of Medicine
Director, Interventional Cardiology
Heart and Vascular Institute
University of Pittsburgh Medical Center
Pittsburgh, Pennsylvania

**Tsung-Han Tsai**
St. Jude Medical, Inc.
St. Paul, Minnesota

# 目　　录

# 第一章
# OCT 指导支架置入

自 20 世纪 70 年代以来，经皮冠状动脉介入治疗（percutaneous coronary intervention，PCI）得到迅速发展。随着新器械、新技术的不断涌现和药物治疗方案的不断优化以及术者经验的长期积累，PCI 围术期并发症发生率显著降低，患者长期预后也大大改善。目前，PCI 已成为冠状动脉疾病（coronary artery disease，CAD）治疗的重要手段之一[1]。

尽管冠状动脉造影仍是目前诊断冠状动脉疾病、确定病变范围和严重程度并指导冠状动脉介入治疗的主要影像学手段，但冠状动脉造影无法对冠状动脉病变的严重程度和病变性质进行精准评估，因而难以做到治疗策略制定的精准化，也无法在术中对 PCI 结果进行充分优化。腔内影像学技术的应用则可弥补上述不足，使 PCI 治疗模式面目一新。

在 20 世纪 90 年代，急性或亚急性血栓形成和抗栓治疗带来的出血风险增加是冠状动脉介入治疗面临的主要困扰之一。Colombo 等[2] 曾对 335 例支架置入后冠状动脉造影结果理想（残余狭窄 <20%）的患者（共 420 处病变 860 枚支架）行血管内超声（intravascular ultrasound，IVUS）检查，发现只有 30% 支架膨胀充分，在 IVUS 指导下行高压球囊后扩张后，有 96% 的支架达到充分膨胀且贴壁良好，且由 IVUS 指导的 PCI 患者急性和亚急性支架内血栓事件发生率分别只有 0.6% 和 0.3%。PCI 术中腔内影像学技术的应用降低了对全身性抗栓治疗的需求，同时也使 PCI 作为冠状动脉疾病治疗手段的地位更加稳固。

既往研究显示，IVUS 指导 PCI 虽然降低了裸金属支架（bare metal stent，BMS）置入后支架内再狭窄和再次血运重建发生率，但并未降低心肌梗死（myocardial infarction，MI）发生率及死亡率。尽管随机对照研究未能证实常规应用 IVUS 指导 PCI 可改善药物洗脱支架（drug eluting stent，DES）置入后患者预后，但荟萃分析显示，与单纯冠状动脉造影指导相比，IVUS 指导有助于降低 DES 置入后支架内血栓、MI、再次血运重建发生率和死亡率[3-6]。目前，临床采用 IVUS 指导 PCI 的比例仍较低（不足 20%）[7]。另外，当前许多术者仍习惯于仅在手术结束时进行腔内影像学检查评估，未能充分发挥腔内影像学在 PCI 中的指导价值，在 PCI 术前行腔内影像检查有助于更精准地制定 PCI 策略。

光学相干断层成像（optical coherence tomography，OCT）是近年来兴起的一种腔内影像学技术，通过分析从不同组织反射的近红外光信号，快速生成冠状动脉横截面图像。与超声波相比，近红外光波长更短、频率更高，因此，与 IVUS 相比，OCT 可更快、更安全地获取分辨率更高的纵向影像序列，实现血管壁微结构成像。由于上述优点，OCT 可用于指导和优化 PCI 过程，改善患者预后。

支架置入术前行 OCT 检查可精准评估靶血管直径、狭窄程度和病变范围，了解斑块基本成分、特征和形态，指导选择合适的支架直径、长度并确定最佳着陆点；支架置入后行OCT 检查可辅助判断是否需行球囊后扩张，并指导选择后扩张球囊直径，评估手术结果是否满意以及是否存在需进一步处理的其他病变。术前 OCT 检查的重要意义不可低估，其与术后 OCT 检查一样，都是 PCI 术中支架置入优化策略的重要组成部分。

本章将按照以下顺序讨论如何在 OCT 指导下制定 PCI 策略并优化支架置入：
1. 支架置入前 OCT 检查
   ● 评估冠状动脉狭窄程度
   ● 评估斑块形态和性质
   ● 指导支架选择
2. 支架置入后 OCT 检查
   ● 评估和优化支架膨胀
   ● 评估和优化支架贴壁
   ● 评估是否存在支架边缘夹层、组织脱垂或支架内血栓形成等

# 第一节　支架置入前 OCT 检查

## 一、评估冠状动脉狭窄程度

### （一）基本术语和定义

2012 年血管内光学相干成像国际工作组发布的《血管内光学相干成像标准共识》[8] 中推荐基于狭窄病变处最小管腔面积（minimal lumen area，MLA）及其相对于参考血管面积的狭窄百分比来判定冠状动脉狭窄程度，具体定义如下：

狭窄病变：与参考血管节段相比，病变部位管腔横截面积减小≥50%。

最小管腔面积：病变最狭窄处的管腔面积。

远端参考血管：同一血管节段内狭窄病变远端管腔最大且无主要分支汇入的位置（此处并不一定是斑块负荷最小部位）。

近端参考血管：同一血管节段内狭窄病变近端管腔最大且无主要分支汇入的位置（此处并不一定是斑块负荷最小部位）。

管腔面积狭窄百分比：（参考血管管腔面积－最小管腔面积）/参考血管管腔面积×100%。计算管腔面积狭窄率时，可选取远端参考血管、近端参考血管或远端和近端参考血管管腔面积平均值作为参考血管管腔面积。

病变长度：远端参考血管和近端参考血管之间的距离。

当代的频域 OCT（fourier-domain OCT，FD-OCT）可清晰显示管腔与血管壁分界，自动测量病变及邻近参考血管节段各项指标，生成靶血管三维轮廓视图；该系统还可自动计算靶病变的 MLA 及直径和管腔面积狭窄百分比，辅助术者确定参考血管节段，并指导选择合适尺寸治疗器械。图 1-1 示如何应用 OCT 测量冠状动脉病变狭窄程度。

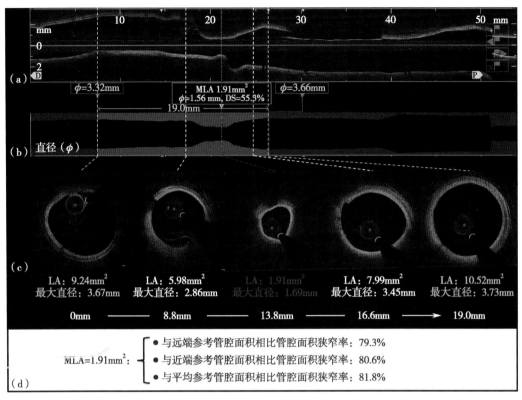

**图 1-1　识别解剖标志并测量狭窄程度**　（a）由远端（左）至近端（右）回撤 OCT 导管显示前降支（left anterior descending artery，LAD）中段病变。（b）采用 Ilumien Optis FD-OCT 系统（St. Jude Medical，St. Paul，Minnesota）采集的管腔轮廓图像。（c）纵向视图中竖线所在位置的横截面图像。红色虚线表示 MLA 处。分别选择 MLA 近端和远端最大管腔面积处作为近端和远端参考血管节段（蓝色虚线）。近端和远端参考血管节段间的距离为病变长度。（d）管腔面积狭窄率为（参考血管管腔面积 − 最小管腔面积）/ 参考血管管腔面积 ×100%，参考血管管腔面积可选择远端参考血管管腔面积、近端参考血管管腔面积或近端与远端参考血管管腔面积的平均值。OCT 回撤时可自动分段，生成血管全程的管腔轮廓，自动计算出 MLA 和可能的参考血管节段管腔面积。若手动选择参考血管位置，则病变长度和 MLA 将自动进行调整，并计算出狭窄严重程度（直径或面积狭窄率）。MLA，最小管腔面积；DS，直径狭窄百分比；LA，管腔面积

### （二）OCT 测量血管结构的准确性

由于光波和声波在分辨率、波长以及散射特性等方面存在诸多不同，OCT 与 IVUS 对于同一病变的测量结果存在一定差异。在检测同一解剖结构时，IVUS 测量值通常比 OCT 测量值更大[9-11]。时域 OCT（time-domain OCT，TD-OCT）采集图像时需阻断近端血管以清除血液影响，导致冠状动脉灌注压降低，引起冠状动脉回缩，使测量值小于血管实际直径[9-11]。

有研究发现，IVUS 测得管腔面积比采用阻断技术的 OCT 测得管腔面积大 1.67±0.54mm²（33.7%），较采用非阻断技术的 OCT 测得管腔面积大 1.11±0.53mm²（21.5%）[11]，尽管与 FD-OCT 相比，IVUS 管腔测量值仍较大，但两者差值较 IVUS 与 TD-OCT 测量结果差值小，且体外模型研究进一步证实 FD-OCT 管腔测量值更接近于管腔真实值[12-14]。FD-OCT 图像采集速度快、无须阻断血流（在成像导管快速回撤过程中，可经指引导管注入对比剂清除血液），且由于 IVUS 导管与 FD-OCT 成像导管外径接近，两种成像方式下导管对冠状动脉压力降低和血管回缩的影响也相近。因此，一般认为 FD-OCT 与 IVUS 之间管腔测量的差异

与成像过程无关,而更可能与两种方法的原理和固有的物理学特性不同有关。

许多体内、体外研究均发现,OCT 对于管腔直径测量的准确性和可重复性高于其他冠状动脉影像学检测方法[12, 15-17]。Kubo 等[14] 进行的一项 100 例 CAD 患者的多中心研究比较了冠状动脉造影、IVUS 和 OCT 在管腔直径测量方面的差异,结果发现与 FD-OCT 相比,应用定量冠状动脉造影(quantitative coronary angiography,QCA)测得的最小管腔直径(minimal lumen diameter,MLD)更小(相对差 −5%),而 IVUS 测量值大于 FD-OCT 测量值(相对差 9%)。此外,与 OCT 测量相比,不同术者间 IVUS 测量结果的变异度更显著(是 OCT 的两倍,标准差 $0.32mm^2$ 比 $0.16mm^2$)。该研究还通过对体外血管模型(管腔直径 3.08mm,管腔面积 $7.45mm^2$)检测发现,FD-OCT 测得的管腔面积与模型实际面积相同,而 IVUS 测得的管腔面积较模型实际面积大 8%($P < 0.001$)。

### (三)OCT 评估冠状动脉临界病变

在制定 PCI 策略时,首先应明确可从血运重建中获益的狭窄病变。既往术者习惯应用 IVUS 评估冠状动脉造影显示为中度狭窄(40%～70%)的病变,但许多研究已证实,基于 IVUS 检测结果评估冠状动脉临界病变生理学意义的敏感性(66.3%～92%)、特异性(56%～92%)、阳性预测值(27%～67%)和准确度(64%～72%)均较低,故临床上不推荐采用 IVUS 评估此类病变的功能学意义。

OCT 对冠状动脉管腔检测的准确性和可重复性更高,曾被认为在判断冠状动脉临界病变是否具有血流动力学意义方面更佳。有 6 项研究比较了 IVUS 和 OCT 在冠状动脉临界病变功能学意义评价中的价值(表 1-1),结果显示,在预测病变功能学意义方面(FFR < 0.8),OCT 准确率优于 IVUS,基于 OCT 测得的 MLA 临界范围为 1.59～$2.88mm^2$,显著小于 IVUS 界值[18-23]。然而,尽管 OCT 预测狭窄病变功能学意义的敏感性(75%～93.5%)、特异性(63%～90%)和阳性预测值(66%～80.6%)高于 IVUS,但其准确度也仅有 72%～87%,因此不建议常规使用包括 OCT 在内的腔内影像学检查代替 FFR 指导临界病变的手术决策制定。

表 1-1　OCT 预测非左主干临界病变功能学意义的 MLA 切点值

| 参考文献 | 例数 | OCT 系统 | FFR 切点值 | MLA 切点值 | AUC | 敏感性 | 特异性 | PPV | NPV | 准确度 |
|---|---|---|---|---|---|---|---|---|---|---|
| Gonzalo 等(2012)[18] | 61 | FD | 0.80 | 1.95 | 0.74 | 82% | 63% | 66% | 80% | 72% |
| Shiono 等(2012)[19] | 62 | TD | 0.75 | 1.91 | 0.90 | 93.5% | 77.4% | 80.6% | 92.3% | 85.4% |
| Reith 等(2013)[20] | 62 | FD | 0.80 | 1.59 | 0.81 | 75.8% | 79.3% | 80.6% | 74.2% | 77.4% |
| Pawlowski 等(2013)[21] | 71 | TD[a] | 0.80 | 2.05 | 0.91 | 75% | 90% | 70.6% | 92.6% | 87% |
| Pyxaras 等(2013)[22] | 55 | FD | 0.80 | 2.88 | 0.78 | 73% | 71% | N/A | N/A | 72% |
| Reith 等(2015)[23] | 142(所有患者) | FD | 0.80 | 1.64 | 0.83 | 78.8% | 75.8% | 80.8% | 73.4% | N/A |
| | 80(糖尿病) | FD | 0.80 | 1.59 | 0.84 | 76.6% | 78.8% | 83.7% | 70.3% | N/A |
| | 62(非糖尿病) | FD | 0.80 | 1.64 | 0.83 | 78.8% | 75.9% | 78.8% | 75.9% | N/A |

注:AUC,受试者工作特征曲线下面积。N/A,不适用;NPV,阴性预测值;PPV,阳性预测值。a,TD-OCT 应用非阻断技术。

## 二、评估斑块形态和性质

PCI 术前采用 OCT 评估斑块形态和性质，既有助于 PCI 策略制定，还可预测术中急性并发症发生风险。多项研究表明，OCT 在区分纤维、脂质或钙化斑块方面具有较高的敏感性和特异性 [24-26]。OCT 可精确识别不稳定斑块，评估脂池分布情况，测量纤维帽厚度（斑块破裂的重要预测因子）[27, 28] 以及判断有无巨噬细胞浸润（斑块内炎症反应标志物）[29, 30]。与 IVUS 和血管镜相比，OCT 在识别斑块破裂、斑块侵蚀、钙化结节、夹层和血栓方面准确性和敏感性均更高 [31]，还可区分红色血栓与白色血栓，为推测急性冠脉综合征（acute coronary syndrome，ACS）患者的发病时间提供依据。

OCT 相关研究发现，与非 ST 段抬高型心肌梗死（non-ST-elevation myocardial infarction，NSTEMI）或稳定型心绞痛患者相比，ST 段抬高型心肌梗死（ST-elevation myocardial infarction，STEMI）患者冠状动脉罪犯病变的纤维帽更薄 [33, 34]。与劳力性心绞痛患者相比，静息性心绞痛患者纤维帽更薄 [35]。与非 ST 段抬高型急性冠脉综合征（non-ST-elevation acute coronary syndrome，NSTE-ACS）和稳定型心绞痛患者相比，STEMI 患者薄纤维帽斑块（thin-cap fibroatheroma，TCFA）、斑块破裂和红色血栓发生率更高 [34]。与斑块破裂的 ACS 患者相比，罪犯病变处纤维帽完整的 ACS 患者远期预后更好 [36]。此外，STEMI 患者纤维帽破裂通常发生在罪犯病变近端，而 NSTEMI 患者纤维帽破裂通常发生在罪犯病变远端 [34]。图 1-2 和图 1-3 为 OCT 定量分析斑块特点和形态特征，指导 PCI 策略制定的示例。

尽管与球囊血管成形术相比，冠状动脉支架置入效果受病变处斑块形态和性质的影响较小，但对某些特殊病变仍应高度重视。冠状动脉严重钙化可导致支架膨胀受限，处理钙化斑块处支架膨胀不良的难度极大。支架膨胀不良可引起再狭窄或支架内血栓等不良事件，故在支架置入前应对钙化斑块进行充分预处理 [38]。生物可吸收支架对于球囊高压力扩张的耐受性弱于金属支架，在置入生物可吸收支架时更应充分进行病变预处理（图 1-4）。术前腔内影像学检测可帮助术者准确识别冠状动脉钙化斑块，测量钙化病变弧度及其纵向长度、轴向厚度及钙化与管腔表面距离等信息 [37]，指导手术策略制定（如采用旋磨术或 Scoring 球囊处理等）。

OCT 所见的 TCFA 通常被认为是 PCI 围术期并发症的预测因子。Tanaka 等 [39] 研究发现，富脂质斑块纤维帽厚度≤65μm 是 NSTE-ACS 患者 PCI 术后发生无复流的独立预测因子，且无复流发生率和最终心肌梗死溶栓试验（thrombolysis in myocardial infarction，TIMI）心肌灌注分级与罪犯病变斑块脂质弧度大小呈正相关。

一项研究纳入 115 例行 PCI 的 ACS 患者，根据 PCI 术前 OCT 检查结果将罪犯病变分为三组：斑块破裂组（$n=59$），TCFA 未破裂组（$n=21$）和斑块未破裂且无 TCFA 组（$n=35$）。支架置入 1 周后行心脏对比剂增强磁共振检查发现，三组患者微血管阻塞发生率分别为 27%、43% 和 9%，TCFA 未破裂组患者微血管阻塞发生率最高，并且纤维帽越薄，微血管阻塞发生率越高 [40]。TCFA 还是围术期 MI 发生的独立预测因子 [41, 42]。如支架放置处存在 TCFA，支架边缘夹层发生风险增加 6 倍 [43]。

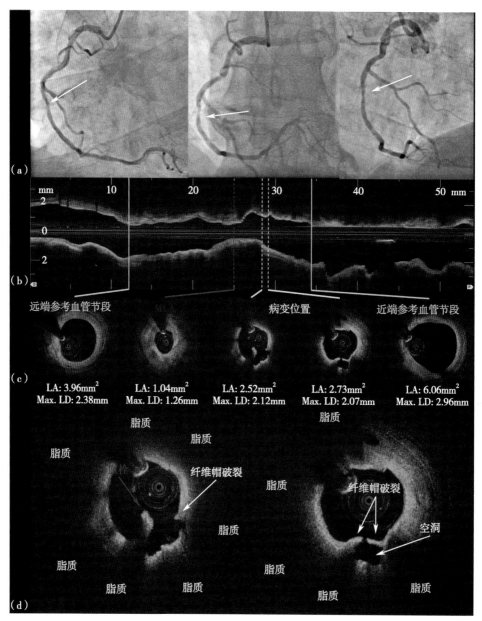

图 1-2  **58 岁下壁 STEMI 患者发病 4 天后冠状动脉造影和 OCT 检查影像**  该患者胸痛症状发作两小时内行静脉溶栓治疗，临床症状和心电图均提示血管再通，此后未再发心绞痛。(a)冠状动脉造影示右冠状动脉(right coronary artery, RCA)中段存在局限性中度狭窄病变(QCA 测量直径狭窄 52%)。(b)OCT 示管腔纵轴图像及(c)关键帧横截面图像，MLA 为 1.04mm²，以纤维斑块为主，基于参考血管管腔面积(近端与远端参考管腔面积平均值)确认该处病变狭窄程度为重度(管腔面积狭窄率为 79.2%)。罪犯病变位于 MLA 以近血管段，放大图(d)中可见此处主要为富脂质斑块，纤维帽薄，最薄处仅为 50μm，斑块破裂处清晰可见，伴有空腔和管腔内残存血栓。LA，管腔面积；Max LD，最大管腔直径

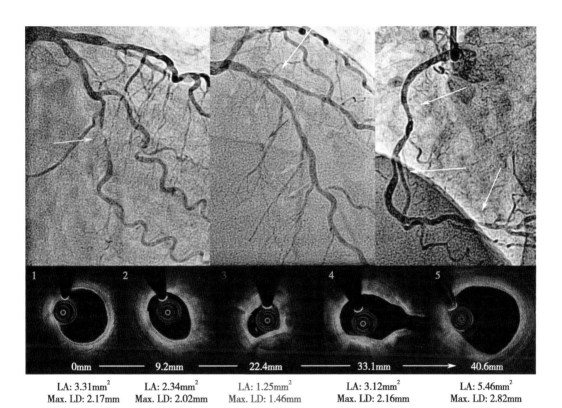

| 0mm | 9.2mm | 22.4mm | 33.1mm | 40.6mm |
|---|---|---|---|---|
| LA: 3.31mm² | LA: 2.34mm² | LA: 1.25mm² | LA: 3.12mm² | LA: 5.46mm² |
| Max. LD: 2.17mm | Max. LD: 2.02mm | Max. LD: 1.46mm | Max. LD: 2.16mm | Max. LD: 2.82mm |

图 1-3 **64 岁女患** 劳力性心绞痛病史四月余,运动负荷试验阳性。除第二钝缘支次全闭塞外,LAD、D1、RCA 均存在中度狭窄病变(50%～70%),Syntax 评分达 28 分。该患外科手术风险较低(EuroSCORE Ⅱ0.94%,胸外科医生协会(Society of Thoracic Surgeons,STS)评分 0.67%)。RCA 和 D1 的 FFR 值分别为 0.82 和 0.85。经静脉分别给予 140μg/kg·min 和 180μg/kg·min 腺苷持续滴注后,LAD 两次测量 FFR 值均为 0.80。OCT(下方图片)示该处为富含纤维钙化斑块的长病变(40.6mm)。MLA 为 1.25mm²,此处管腔面积狭窄率为 71.6%。由于斑块性质稳定且 FFR 处于切点值,故采用最佳药物治疗,仅处理第二钝缘支病变。患者出院后恢复正常活动并开始锻炼。术后 13 个月随访,患者未再发心绞痛,最大强度运动负荷试验结果为阴性,心肌灌注显像未提示心肌缺血。LA,管腔面积;Max LD,最大管腔直径

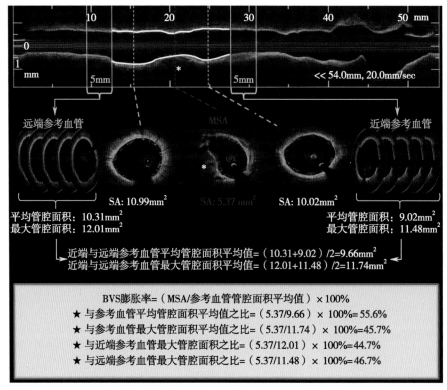

图 1-4　**未充分预扩张钙化病变置入生物可吸收支架的 OCT 图像**　支架于浅表、较厚钙化部位处呈偏心膨胀（中间横截面图像所示）。尽管最小支架面积大于 5mm²，但根据远端和近端参考血管管腔面积推算，此处支架膨胀率仅为 45.7%。仔细评估斑块性质，采取预防措施，有助于防止此类支架膨胀不全发生。MSA，最小支架面积；SA，支架面积

### 三、指导支架选择

所选支架与靶血管直径是否匹配以及能否覆盖整个靶病变，是影响 PCI 即刻和远期预后的关键因素。

#### （一）长度测量

最佳支架长度应可完全覆盖靶病变血管段，并尽量减少对正常血管段的覆盖。精确测量病变长度有助于选择合适的支架。OCT 自动回撤速度达 40mm/s，较快的回撤速度可保证长度测量的准确性和可重复性，并降低心脏和呼吸运动伪影对图像的影响[44]。手动回撤模式下，无法进行长度测量。

腔内影像学中通常将远端参考血管和近端参考血管之间的距离定义为病变总长度，并据此确定支架长度。IVUS 和 OCT 对于参考血管的定义有所不同。IVUS 定义参考血管时，除考虑管腔直径外，还需兼顾血管斑块负荷程度。一项 IVUS 研究显示，支架边缘残余斑块负荷是支架边缘再狭窄的预测因子，其切点值为 47%。由于光波穿透血管壁能力较弱，且易受血管壁斑块厚度和成分影响，因此 OCT 有时无法观察到血管外弹力膜（external elastic membrane，EEM），也不能测量血管斑块负荷。因此，基于 OCT 的参考血管定义为狭窄病变近端和远端管腔面积最大且无主要分支汇入的血管节段[8]。基于 OCT 选定的参考血管可

能不是斑块负荷最小的血管节段。

OCT 操作者在选取参考血管节段时较少关注斑块负荷有以下几个原因：第一，斑块负荷虽可反映斑块体积大小，却并不能准确反映管腔狭窄程度。根据 Glagov 血管重构理论，血管壁正性重构可代偿斑块增长，维持管腔直径不变。对 884 例冠状动脉造影患者的"正常"参考血管节段行 IVUS 检测发现，仅 6.8% 真正无狭窄，"正常"参考血管节段平均斑块负荷为 51±13%[45]。OCT 分辨率较高，更易发现冠状动脉造影"正常"的狭窄病变。第二，在复杂和弥漫性病变中，OCT 难以确定斑块负荷较小区域所在位置，此时操作者应尽量寻找靶病变近端和远端管腔面积最大处，将其作为参考血管节段，而不再考虑斑块负荷情况。如 OCT 图像中靶病变远端和 / 或近端可见 EEM，提示该处血管病变较轻，可用于辅助参考血管段选择。

拟置入支架区域斑块成分和形态特征比斑块负荷大小对支架置入术后并发症预测价值更高。在对 395 处（230 例患者 249 处病变）支架边缘的影像结果进行分析后，我们发现，除支架着陆区动脉粥样硬化斑块外，钙化弧度、纤维帽厚度和 TCFA 也是发生支架边缘夹层的预测因子。当支架边缘置于富脂质斑块时，纤维帽厚度≤80μm 是预测支架边缘夹层的最佳切点值，其灵敏性和特异性分别为 73.9% 和 72.5%。当支架边缘存在 TCFA 时，支架边缘夹层发生风险增加 5.16 倍（95%CI：1.42-26.69，$P=0.016$）。支架边缘夹层往往发生于钙化斑块处（占全部支架边缘夹层的 40.6%），钙化弧度是支架边缘夹层发生的独立预测因子（钙化弧度每增加 1° 的比值比[odds ratio，OR]为 1.02；95%CI 1.00-1.03，$P=0.017$）。支架边缘处血管钙化弧度≥72° 是预测钙化相关支架边缘夹层最佳切点值，其敏感性为 71.1%，特异性为 71.2%。然而，钙化深度与支架边缘夹层发生并无相关性，提示钙化斑块导致的血管顺应性丧失是导致钙化相关支架边缘夹层发生的主要原因[43]。

需同步分析冠状动脉造影和 OCT 图像有助于确保支架置入位置与先前 OCT 测量确定位置相一致。目前的 FD-OCT 系统已可将 OCT 图像与冠状动脉造影影像相融合，辅助支架精确定位释放（图 1-5）。

### （二）血管直径测量

通过对参考血管直径的测量，OCT 可指导术者选择合适直径的支架。参考血管直径的确定有如下标准可供选用（图 1-6）：

- 远端参考血管的最大管腔直径
- 近端和远端参考血管最大管腔直径的平均值
- 近端参考血管的最大管腔直径
- 中膜前缘平均直径（内弹力板之间距离）
- 中膜到中膜直径的平均值

由于 OCT 测得的血管直径通常较 IVUS 小，且 OCT 下 EEM（真实管腔大小）可视性较差，一些术者担心基于 OCT 指导选择的支架容易偏小，继而导致支架膨胀不良。

Habara 等[46]进行的一项小规模单中心研究中，将 70 例冠心病患者随机分配至 OCT 组（$n=35$）或 IVUS 组（$n=35$），在 OCT 组采用 OCT 指导支架置入并以支架置入后 OCT 影像确定后扩张策略，最终以 IVUS 评估支架膨胀情况；在 IVUS 组采用 IVUS 指导支架置入，并以支架置入后 IVUS 影像确定后扩张策略，最终以 OCT 评估支架贴壁情况。支架置入后腔内影像学评估中，如发现存在 MSA 部位残余斑块负荷 >50%、MSA< 远端参考血管管腔

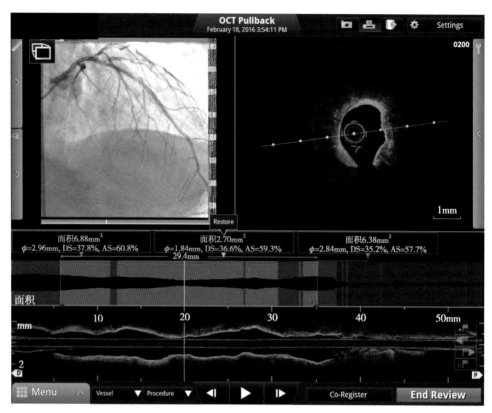

图 1-5　**OPTIS® 整合影像系统（St. Jude Medical，St. Paul，Minnesota）**　能同时显示冠状动脉造影图像（上方左图白色标记）与相应的 OCT 横截面图像（上方右图）和纵向剖面图像，实时测量病变和参考血管节段参数。DS，直径狭窄百分比；AS，面积狭窄率

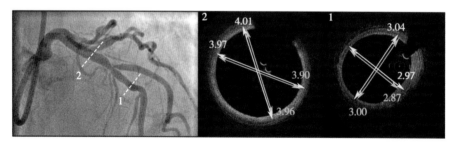

图 1-6　**支架直径测量方法**　左侧造影示 LAD/D1 分叉病变。LAD 远端和近端参考血管节段分别以 1、2 标注。右侧为远端和近端参考血管节段的 OCT 横截面图像。管腔直径用绿线表示，EEM 直径用黄线表示

面积 90% 或存在明显支架贴壁不良，则根据腔内影像学结果选择相应球囊行后扩张。如腔内影像学检查不能识别病变部位 > 270° 的 EEM 时，则通过冠状动脉造影评估决定是否需行球囊后扩张，并指导球囊选择。最终结果显示，在 OCT 组可观察到 62.9% 的远端、近端参考血管处存在 >270° 的 EEM，但仅有 8.6% 的 MSA 处存在 >270° 的 EEM；而 IVUS 组可发现 100% 的远端、近端参考血管和 94.3% 的 MSA 处存在 >270°EEM（$P < 0.001$）。在

OCT 组，通过冠状动脉造影指导进行支架尺寸（直径和长度）选择和优化 PCI 的比例分别约为 40% 和 90%。因此，作者认为，OCT 在指导 PCI 支架选择方面劣于 IVUS，术后支架膨胀不良和支架残余狭窄发生率增加。但是，该研究未考虑 IVUS 和 OCT 成像原理之间存在的固有差异，而使用相同的 PCI 处理流程，试验设计存在局限性。试验中 OCT 组支架释放压力（$9.8 \pm 2.4$ atm 比 $14.2 \pm 3.4$ atm，$P < 0.001$）、后扩张比例（60% 比 85.7%，$P = 0.03$）和后扩张压力（$13.5 \pm 3.4$ atm 比 $16.1 \pm 4.7$ atm，$P = 0.03$）均低于 IVUS 组证实了这一点，这可能是 OCT 组支架膨胀不全（$64.7 \pm 13.7\%$ 比 $80.3 \pm 13.4\%$，$P = 0.002$）和近端残余斑块负荷（42.2% 比 36.5%，$P = 0.02$）显著高于 IVUS 组，而 MSA 显著小于 IVUS 的重要原因。

在 ILUMIEN II 研究中，Maehara 等[47] 将 ILUMIEN I 研究中采用 OCT 指导 PCI 患者（354 例）和 ADAPT-DES 研究中采用 IVUS 指导 PCI 患者（586 例）的最终支架膨胀程度进行比较。由于 IVUS 测量结果常大于 OCT，为避免不同检查方法对结果造成干扰，ILUMIEN II 研究使用支架膨胀面积百分比（MSA 与参考血管节段管腔面积的比值）替代 MSA 作为评估支架膨胀的指标。于支架置入前行 IVUS 和 OCT 检查的比率分别为 57.7% 和 93.7%（$P < 0.0001$）。配对分析发现（$n = 240$ 对），OCT 指导 PCI 组和 IVUS 指导 PCI 组患者支架膨胀程度无显著差异（中位数［第一，第三四分位数］分别为 72.9%［63.3，81.3］和 70.6%［62.3，78.8］，$P = 0.29$）。对整体人群（$n = 940$）基线差异进行校正后，两组患者支架膨胀程度仍无统计学差异（$P = 0.84$）。由于 PCI 术前影像检查对支架直径的选择及支架最终膨胀程度具有重要影响，而 ILUMIEN II 研究中 IVUS 指导 PCI 组患者大多数未行术前影像检查，可能是该研究未达到阳性结果的主要原因之一。

ILUMIEN III 研究按 1:1:1 将 450 名患者随机分为冠状动脉造影指导 PCI 组（$n = 146$）、IVUS 指导 PCI 组（$n = 146$）和 OCT 指导 PCI 组（$n = 158$）。在该研究中，OCT 指导 PCI 组患者在选择支架直径时遵循以下原则：①当远端和近端参考血管至少 180° 管腔可见 EEM 时，则以远端和近端参考血管 EEM 直径的平均值确定支架直径；所选的后扩张球囊直径不应大于邻近参考血管 EEM 直径；②当远端和近端参考血管管腔均不可见 EEM 时，则基于参考管腔直径选择相应直径支架；所选的后扩张球囊直径不应大于支架置入后平均参考血管管腔直径的 0.5mm。结果发现，OCT 指导 PCI 组和 IVUS 指导 PCI 组的主要终点（PCI 后 MSA）无显著差异（5.79mm² 比 5.89mm²，$P = 0.42$），且两组的最小支架膨胀百分比（87.6% 比 86.5%，$P = 0.77$）和平均支架膨胀百分比（105.8% 比 106.3%，$P = 0.63$）也无显著差异。OCT 指导 PCI 组与冠状动脉造影指导 PCI 组的 MSA 无显著差异（5.79mm² 比 5.49mm²，$P = 0.12$），但最小支架膨胀百分比（87.6% 比 82.9%，$P = 0.02$）和平均支架膨胀百分比（105.8% 比 101.4%，$P = 0.001$）均高于冠状动脉造影指导 PCI 组[48]。

作者根据上述研究结果提出以下建议：当近端和远端参考血管 180° 到 270° 范围均可见 EEM 时，则以平均 EEM 直径指导支架选择。如 EEM 不可见，则以最大参考血管的最大管腔直径指导选择支架。对于锥形血管，当血管 EEM 可见范围为 180° 到 270° 时使用平均 EEM 直径指导选择支架，当 EEM 可见范围小于 180° 时，使用远端参考血管最大管腔直径来指导选择支架。此时，所选择支架直径将小于近端参考血管管腔直径，应选择与近端参考血管管腔直径相一致的非顺应性球囊进行后扩张，以保证支架在血管全程均获得足够膨胀和贴壁。图 1-7 示 OCT 指导选择支架直径和优化支架置入。

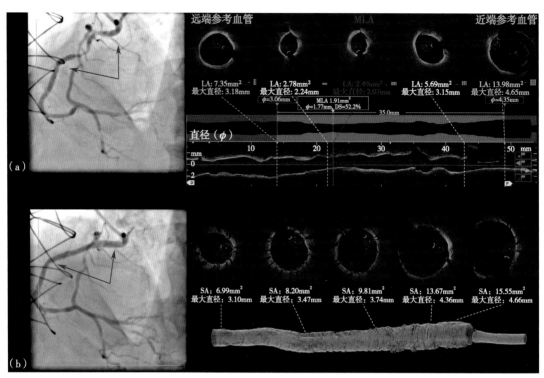

图 1-7　**OCT 指导选择支架直径**　（a）冠状动脉造影示右冠状动脉近段长病变伴重度狭窄。采用 2.0mm×20mm 非顺应性球囊预扩张、冠状动脉内注射 200μg 硝酸甘油后，行 OCT 检查，得到病变的 OCT 长轴视图、管腔轮廓和特定横截面视图。基于 MLA 近端和远端最大管腔面积确定近端和远端参考血管位置，参考血管横截面间距离是 35mm。近端和远端参考血管均可见超过 180° 的 EEM。自近端参考血管（最大LD 4.65mm）至远端参考血管（最大管腔直径 3.18mm）管腔直径逐渐减小，为锥形血管。若以较大的参考血管直径指导选择支架直径，将增加远端参考血管损伤风险。若以较小参考血管直径指导支架直径选择（3.0mm 支架），将小于近端参考血管直径。因此，对靶血管全长精确测量后决定（1）低压力（6atm）释放3.5mm×38mm DES 以避免损伤远端支架边缘，（2）以 3.5mm×20mm 非顺应性球囊从远端至近端逐渐增大压力后扩张（最大扩张压力 30atm），（3）近端支架段采用 4.5mm×15mm 非顺应性球囊局部后扩张，（4）支架置入后行 OCT 检查评估支架膨胀和贴壁情况以及是否存在并发症。（b）为术后的冠状动脉造影和 OCT图像。支架膨胀和贴壁均良好，支架直径从远端至近端逐渐增加，符合血管固有形态。右下图为 3D-OCT重建血管内膜图像，以评估介入治疗术后管腔解剖修复情况。OCT 检查确认无须进一步处理。MLA，最小管腔面积；SA，支架面积；LA，管腔面积；DS，直径狭窄百分比

## 第二节　支架置入后 OCT 检查

支架置入后最理想的结果为靶血管最终直径达到参考血管直径、支架膨胀对称、支架小梁完全贴壁且无支架边缘夹层等并发症。单纯依赖术前影像学结果制定 PCI 策略和选择器械，无法确保最佳支架置入效果。支架置入术后腔内影像学检查是支架置入术前腔内影像学检查的必要补充，可对支架置入效果进行精准评估；如支架置入效果欠佳，腔内影像学检查还可用来指导 PCI 优化策略的制定。本节将重点阐述 OCT 在评估支架置入效果和优化支架置入中的作用。

### 一、评估和优化支架膨胀

支架膨胀不良是 BMS 和 DES 置入后早期支架内血栓和中 - 远期支架内再狭窄（in-stent restenosis，ISR）的重要预测因子[49-65]。

目前常以最小支架面积和参考血管管腔面积的比值作为评估支架膨胀情况的指标。由于参考血管的确定方法有多种，故支架膨胀情况评估方法也有多种。评估支架膨胀情况时，首先应确定参考血管节段，见图 1-4。

既往多项 IVUS 研究观察最终支架膨胀面积与主要心血管不良事件（major adverse cardiovascular events，MACEs）发生率的关系，结果显示，IVUS 预测 DES 和 BMS 失败的 MSA 切点值分别为 $5.0\sim5.7mm^2$ 和 $6.5mm^2$[56, 58, 60, 63, 66]。

由于 IVUS 和 OCT 测量方法并不一致，因此 IVUS 获得的参数不完全适用于 OCT。一项大型、多中心注册研究纳入 786 例 PCI 后行 OCT 检查患者（共 900 处病变置入 1 001 枚支架）并随访 1 年，终点事件为器械相关心脏事件（心脏性死亡、靶病变心肌梗死、靶血管血运重建和支架内血栓）发生率，结果发现，OCT 测量预测 DES 和 BMS 终点事件的 MSA 切点值分别为 $5.0mm^2$ 和 $5.6mm^2$，仅略低于 IVUS 测量结果，但其阳性预测值较低（DES 为 5.6%，BMS 为 17.5%），提示 OCT 对于器械相关心脏事件的预测价值有限。相反，其阴性预测值较高（DES 为 97.8%，BMS 为 92.7%），即当 OCT 测量的 MSA 大于以上切点值时，患者术后 1 年不良心脏事件发生风险较低。该研究存在一定局限性：首先，单一的 MSA 切点值并不适用于所有血管，例如不适用于锥形血管，如支架植入术后存在多处膨胀不良的情况更不适用；其次，该研究中 21.7% 患者 MSA 由上一代的 TD-OCT 测得（该技术目前已被临床淘汰），而相同情况下 TD-OCT 测量结果比 FD-OCT 测量结果小这一结论已得到公认；最后，一年随访终点事件发生率仅为 4.5%，且多是由靶病变血运重建所驱动，因而难以得出 MSA 切点值对终点事件（如死亡或心肌梗死）预测价值的可信结论。

目前 OCT 技术已具有高采集速度（180 帧 / 秒）和高回撤速度（高达 40mm/s）特点，能够获取高质量且无严重伪影的清晰影像，可以实现支架和血管结构的精确三维重建。故 OCT 有望将支架植入术后膨胀情况评估从单一面积测量层面上升至对整个支架置入区域更加全面的容积评价层面。

### 二、评估和优化支架贴壁

术者必须了解支架膨胀和支架贴壁概念的差异。由最终支架面积与参考血管管腔面积比值得出的是支架膨胀情况，而支架小梁与血管壁贴合程度评估的是支架贴壁情况。两者相互独立或并存，不可混淆互换。

支架贴壁不良（incomplete stent apposition，ISA）定义为在非覆盖分支血管区域支架小梁与血管壁明显分离。IVUS 和 OCT 中均以横截面积参数来描述 ISA，IVUS 或 OCT 自动回撤可得出 ISA 长度，叠加多个 ISA 面积可计算 ISA 容积。因 OCT 轴向分辨率较高，可在支架小梁水平评估 ISA，具有极高敏感性和准确性。对 ISA 横截面和支架小梁水平的定量评估方法在既往文献中已有详尽介绍，此处不再赘述。

ISA 可分为三种类型：①急性 ISA：支架置入后即刻可见；②持续性 ISA：术后即刻已存在，随访评估时仍可见；③晚期获得性 ISA：术后即刻不存在，随访时发现。三种 ISA 的病理生理机制并不完全相同，对预后影响也不同。急性 ISA 常与操作有关（如支架直径偏小、支架膨胀不均匀、斑块相关因素、管腔不规则和偏心性斑块等），而晚期获得性 ISA 的机制可能包括晚期血管正性重构速度超过管腔内组织生长速度、斑块回缩以及残余血栓溶解等[67-70]。随时间延长，急性 ISA 可转归为完全消失（完全内皮化）、间隙减小（未完全内皮化）、间隙保持不变或间隙进一步增加（斑块缩小和正性重构）。

晚期获得性 ISA 与远期 DES 血栓形成存在相关性[71-79]，尤其当存在血管正性重构[80]、贴壁不良区域较大[81] 和动脉瘤[82] 时，但急性 ISA（支架已充分扩张）与不良事件发生是否相关尚无定论[62, 63, 77, 83, 84]。

OCT 研究中 ISA 发生率以累及病变比例和累及支架小梁比例计算分别为 13%～65% 和 0.6%～7.5%[47, 75, 79, 85-88]。急性 ISA 面积和支架小梁与血管壁间距离为预测 ISA 持续和血管延迟内皮化的独立危险因素。

一项大型 OCT 研究对 351 例患者、共 356 处病变进行分析，发现急性 ISA 发生率为 62%，其中 50% 位于支架边缘，面积为 $1.16 \pm 0.69mm^2$。约 1/3 的急性 ISA 持续存在超过 $28.6 \pm 10.3$ 个月，但面积会减少至 $0.88 \pm 0.71mm^2$。支架边缘位置和 ISA 容积是 ISA 是否持续存在的独立预测因子。ISA 容积 $>2.56mm^3$ 是预测 ISA 持续存在的最佳切点值[79]。

一项研究对 43 例患者（共置入 66 枚支架）的 OCT 影像进行分析，发现 36 例患者、共 78 处血管节段存在急性 ISA。其中 71.5% 的 ISA 在 6 个月后完全消失。ISA 容积和支架小梁与管壁的距离为 ISA 持续存在和血管延迟内皮化的独立预测因子。此外，该研究还发现，支架置入后所有支架小梁与管壁距离 $<270\mu m$ 的 ISA 在 6 个月时均实现完全贴壁和完全内皮化，而支架小梁与管壁距离 $\geq 850\mu m$ 的 ISA 全部出现持续性 ISA 和延迟内皮化[89]。另一项基于第一代 DES 的研究发现，支架小梁与管壁距离 $\geq 260\mu m$ 是预测持续贴壁不良的最佳切点值（敏感性 89.3%，特异性 83.7%，AUC = 0.884)[87]。新近有研究发现，支架小梁与管壁距离 $\leq 380\mu m$ 是预测依维莫司洗脱支架 ISA 远期完全消失的最佳切点值（敏感性 93.5%，特异性 69.8%，AUC = 0.878)[90]。

Foin 等[91] 利用计算机流体力学模型，模拟不同类型 ISA 的血流剖面和剪切力分布（支架小梁与管壁距离 $100～500\mu m$），结果显示，与存在较大分离距离的支架小梁相比，脱垂（但贴壁）或为中度分离（ISA 分离距离 $<100\mu m$）的支架小梁对血流影响作用更小。一项回顾性研究连续纳入 48 例 PCI 患者（共置入 72 枚支架），分别在基线和 6 个月随访时行 OCT 检查，旨在在体评估 ISA 时支架小梁与管壁不同距离对预后影响。与既往研究结果一致，该研究发现 ISA 时支架小梁与管壁距离和支架不完全内皮化密切相关。支架小梁与管壁距离 $<100\mu m$ 的急性 ISA 在 6 个月随访时可达到完全内皮化，而距离在 $100～300\mu m$ 之间 ISA 支架小梁未内皮化发生率为 6.1%，距离 $>300\mu m$ 的 ISA 支架小梁未内皮化发生率达到 15.7%。

ISA 切点值对临床预后的影响仍不明确，何种程度的急性 ISA 需进一步处理也不清楚。当前，一种合理的操作建议是在 ISA 面积最大区域行进一步球囊后扩张，以增加管腔横截面积，并纠正贴壁不良（图 1-8）。

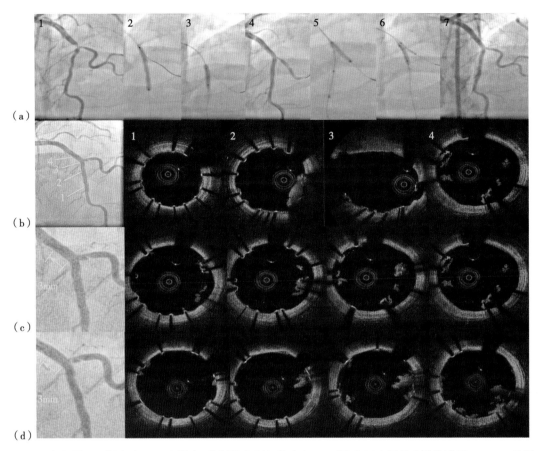

图 1-8　**支架置入即刻失败**　59 岁男患，诊断稳定型心绞痛（CCS3 级）(a)(1)冠状动脉造影示 LAD/D2 分叉病变(Medina 1∶1∶1)，(2)置入一枚 3.0mm×30mm DES，(3)然后采用 3.0mm×15mm 非顺应性(Noncompliant，NC)球囊后扩张，(4)冠状动脉造影示边支血管狭窄，(5)再采用 2.5mm×12mm NC 球囊扩张边支血管，(6)球囊对吻扩张，(7)最终冠状动脉造影结果满意。出院后患者未再次发作心绞痛。PCI 术后第 27 天突发前壁 STEMI，行替奈普酶溶栓治疗。超声和临床指标均提示出现再灌注，溶栓 7 天后行冠状动脉造影。(b)冠状动脉造影示原支架置入处血管无明显狭窄、血流 TIMI 3 级。(1 和 2)OCT 示远端至分叉处支架膨胀及贴壁良好，(2)但管腔内可见残余腔内血栓(4 点、5 点方向)，(3)边支血管开口未见支架小梁，(4)支架近端至分叉处存在明显支架贴壁不良，可见残余血栓附着。(c)OCT 连续横截面图像示支架近端至分叉处的贴壁不良节段(间隔 3mm)。贴壁不良最显著处管腔面积为 10.1mm²，而支架内面积仅为 5.9mm²，支架贴壁不良面积(4.2mm²)几乎与支架面积相等。支架小梁与管壁最大距离为 880μm。(d)以 4.0mm×6mm 半顺应性球囊扩张支架近段，再次行 OCT 检查。OCT 显示支架贴壁不良完全消失。虽然急性支架贴壁不良与不良心血管事件关系尚不明确，但应采取球囊后扩张明显贴壁不良的血管节段，尤其存在较长连续支架贴壁不良的血管节段

## 三、OCT 评估支架置入后其他情况

### (一)支架边缘夹层

　　支架边缘夹层是由于支架金属骨架与相邻动脉壁顺应性不一致，导致血管壁撕裂。支架边缘夹层定义为支架边缘节段(支架远端或近端 5mm 内)管腔表面连续性中断[43, 92]，其发生率为 20%～56%[41, 43, 47, 85-87, 92-95]。支架边缘夹层发生的诱发因素包括：置入支架的边缘超过病变近端或远端参考血管(尤其是偏心斑块时)、支架边缘存在特定类型斑块(如钙化

斑块、富脂质斑块或 TCFA)、支架置入区域血管形态异常(如钙化成角或纤维帽厚度异常)、支架直径与管腔直径不匹配[43]。OCT 发现而冠状动脉造影未能发现的多数支架边缘夹层(84%)可在 PCI 术后 6~9 个月内完全愈合[85-87, 93, 94],且与 PCI 术后 1 年时不良临床事件发生并无相关性[43, 85, 87, 95]。因此,对于仅 OCT 可见(冠状动脉造影未见)且不限制血流的支架边缘小夹层不建议额外置入支架处理(图 1-9)。

**术后**

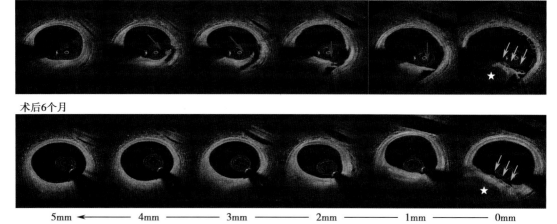

**术后6个月**

5mm ← —— 4mm —— 3mm —— 2mm —— 1mm —— 0mm

图 1-9　**OCT 检测支架边缘夹层**　上图:OCT 示 RCA 近段 3.0mm×18mm 聚合物可吸收支架远端边缘 5mm 的图像。可见支架小梁(绿色箭)位于偏心钙化斑块(白色星)上。远端支架边缘可见一处约 4.0mm 的管腔连续性中断。OCT 影像中夹层表现为位于偏心性纤维钙化斑块和正常管壁过渡区(该区域管壁顺应性下降)的游离内膜片,并局限于动脉硬化斑块内。最大内膜直径为 0.12mm。冠状动脉造影未发现该夹层。下图:OCT 示 6 个月后同一位置的横截面图像。支架边缘夹层完全愈合,管腔内缘光滑,管腔直径与先前一致。以 1 点钟方向心包膜结构作为前、后两次 OCT 图像校准的参照标志

### (二)支架内夹层、组织脱垂和支架内血栓

支架置入后血管壁连续性中断(支架内夹层)和组织脱垂发生率分别为 44%~98%[41, 92, 93, 95] 和 42%~100%[41, 85-87, 92, 93, 95]。OCT 研究发现支架成功置入后支架内血栓发生率为 35%~49%[41, 85, 87, 92, 93, 95]。图 1-10 显示支架内夹层、组织脱垂和支架内血栓的 OCT 影像特征。

既往许多动物和病理学研究已证实,血管损伤程度与 ISR 发生存在相关性[96, 97]。内皮连续性中断和脂核破裂导致内容物经支架小梁突入管腔,均可增加支架血栓形成风险[98, 99]。虽然支架内夹层与围手术期 MI 发生密切相关[41],但大多数支架内夹层在 PCI 术后 9 个月时均已愈合[93],且与 PCI 术后 1 年时不良临床事件发生率无显著相关性[93, 95]。

PCI 术后组织脱垂和支架内血栓更常见于 ACS 患者和富含血栓病变患者[85]。球囊后扩张使支架嵌入软斑块深度增加,导致组织或血栓脱垂加重,增加远端血管栓塞发生风险。Porto 等研究发现,冠状动脉支架成功置入后,支架内血栓与围手术期 MI 发生密切相关(OR 5.5,95%CI 1.2-24.9)。但许多小型研究显示,支架置入后 OCT 检查发现的组织脱垂与不良临床事件无显著相关性[85, 87, 92]。Soeda 等在一项纳入 786 例患者(共 900 处病变、置入 1 001 枚支架)的 OCT 注册研究中,根据血管损伤程度将支架内组织脱垂分为三型:①平滑型组织脱垂,定义为斑块经支架小梁弓形突入管腔,且不伴内膜破裂,血管损伤程度最轻;②纤维组织破裂型组织脱垂,定义为外层破裂纤维组织经支架小梁突入管腔,提示存在轻度血管

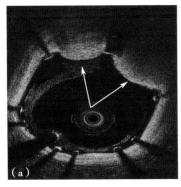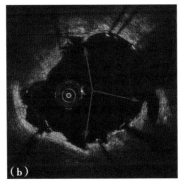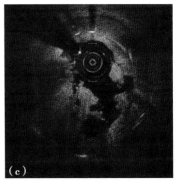

图 1-10　**OCT 示支架置入后其他情况**　（a）OCT 影像中组织脱垂特征为支架小梁间组织突入管腔，且不伴管腔表面连续性中断（白色箭）。（b）OCT 影像中支架内夹层特征为支架内管腔表面连续性中断（红色箭）。（c）OCT 影像中支架内血栓特征为附着于支架小梁或漂浮于管腔内的不规则团块。由于病程和红细胞含量不同，可呈不同反射信号

损伤；③不规则型组织脱垂，定义为支架小梁间物质的不规则脱垂，中膜破裂和脂质核浸润可能性极高，提示血管存在中、重度损伤。该研究结果发现，与稳定型心绞痛患者相比，AMI 患者支架内不规则型组织脱垂发生率更高（67% 比 46.7%，$P < 0.001$），纤维组织破裂型组织脱垂发生率更低（53% 比 64.2%，$P = 0.007$），伴有不规则型组织脱垂病变处附壁血栓发生率显著高于不伴不规则型组织脱垂者（78.1% 比 38.1%，$P < 0.001$）。采用影像学检测区分不规则型组织脱垂和附壁血栓困难较大。多因素回归分析发现，不规则型组织脱垂是器械源性临床终点事件（心脏死亡，靶血管相关 MI，靶病变血运重建和支架血栓）（OR 2.64，95%CI 1.40-5.01）和靶病变血运重建（OR 2.66，95%CI 1.40-5.05）的独立预测因子。尽管已有如上发现，但该领域仍存在以下问题亟待解决：①以上结果均来自回顾性研究，并且上述组织脱垂分型尚未得到广泛经认可；②组织脱垂对 PCI 远期预后的影响仍不清楚；③支架内不规则型组织脱垂患者远期不良事件发生率增加的机制，是机械性阻塞导致管腔狭窄血流减少所致，还是基线临床风险较高所致仍不清楚。

## 第三节　PCI 术中 OCT 检查的临床意义

与其他腔内影像学检查相比，OCT 所获取的图像更加清晰，所提供的血管病变信息更为详细和准确，术者学习曲线也更短，因此术者对 OCT 检测数据的临床意义越来越感兴趣。

Stefano 等 [100] 在一项前瞻性研究中连续入组 150 例 PCI 患者，分别于支架置入前、支架置入后或支架置入前、后行 OCT 检查，旨在评估 OCT 指导 PCI 的安全性和有效性，以及 FD-OCT 指导 PCI 对患者预后的影响。结果发现，支架置入前 OCT 检查使 81.8% 的患者修改了基于冠状动脉造影制定的 PCI 决策，其中支架长度（48.5%）和直径（27.3%）的变化最为常见。其中 30.3% 的患者换用更长的支架，而 18.2% 的患者换用更短的支架。支架置入后 OCT 发现 54.8% 的靶血管需进一步干预，其中 39.2% 的病变存在支架贴壁不良（其中 89.4% 需行后扩张），32.5% 的病变存在支架边缘夹层（其中 21.1% 接受了额外支架置入）。

ILUMIEN Ⅰ研究纳入 418 例支架置入前和支架置入后行 OCT 和 FFR 检查患者。基于 PCI 术前 OCT 检查结果，55% 的患者更改了最初治疗策略，其中 43% 的病变更换为更长支

架，25% 的病变更换为更短支架。术后 OCT 显示部分患者 PCI 结果不理想（贴壁不良、膨胀不全和支架边缘夹层发生率分别为 14.5%、7.6% 和 2.7%），其中 25% 患者（占全部病变 27%）进一步行后扩张（81%）或置入额外支架（12%）处理。术前采用 OCT 指导 PCI 患者和术后采用 OCT 优化 PCI 患者的 FFR 值无显著差异（FFR = 0.89）。PCI 结果不理想病变经 FFR 联合 OCT 指导处理后，最终 FFR 值从 $0.86 \pm 0.07$ 提高至 $0.90 \pm 0.10$ [101]。

除增大支架内最小管腔面积、减小膨胀不良区域（远期支架置入失败的强预测因素）、纠正严重支架贴壁不良和处理压迫管腔的深部夹层具有明确临床意义外，过度处理其他较小术后异常（常被 PCI 后 OCT 检查发现）可能不具有任何临床意义。

目前缺乏基于 OCT 预测支架置入失败的标准，同样也缺乏经过前瞻性研究验证的、可用于指导选择支架直径和优化支架置入的 OCT 应用流程。

Prati 等 [102] 在 CLI-OPCI 观察研究中纳入 670 例单纯行冠状动脉造影或冠状动脉造影联合 OCT 指导 PCI 的患者（每组各 335 例），所有中心采用统一操作流程，并在 OCT 指导 PCI 时执行相同的标准（当无法测量评估支架直径和定位时，由术者自行决定）：①存在边缘夹层（线样组织宽度≥200μm 且与血管壁明显分离）和参考血管管腔狭窄（管腔面积＜4.0mm²）时，置入额外支架；②存在支架膨胀不良（支架内最小管腔面积≤参考血管段平均管腔面积的 90% 或≤参考血管段最小管腔参考面积）时，采用与支架直径相同的非顺应性球囊≥18atm 后扩张，或采用比支架直径大 0.25mm 的半顺应性球囊≥14atm 扩张；③存在支架贴壁不良（支架与管腔距离＞200μm）时，需使用比支架直径大 0.25mm 的非顺应性或半顺应性球囊以≥14atm 扩张；④存在血栓时，需使用与支架直径相同的非顺应性或半顺应性球囊，以 8～16atm 扩张并持续 60 秒。该研究通过 OCT 检查最终发现，14.2% 的边缘夹层、2.8% 的管腔狭窄、29.7% 的支架贴壁不良、11.4% 的支架膨胀不全和 22.0% 的冠状动脉内血栓未被冠状动脉造影所识别。OCT 检查使 34% 患者接受进一步优化治疗（12.6% 置入额外支架和 22.1% 接受额外球囊后扩张）。与单纯冠状动脉造影指导 PCI 相比，接受冠状动脉造影联合 OCT 指导 PCI 患者术后 1 年时心源性死亡（1.2% 比 4.5%，$P = 0.01$），心源性死亡或 MI（6.6% 比 13%，$P = 0.006$）和心源性死亡、MI 和再次血运重建的复合终点事件（9.6% 比 14.8%，$P = 0.044$）发生率显著降低。分别采用多元回归分析（OR 0.49，95%CI 0.25-0.96，$P = 0.037$）、倾向性评分 bootstrap 重采样校正分析（OR 0.37，95%CI 0.10-0.90，$P = 0.050$）和 Cox 回归模型分析（HR = 0.51，95%CI 0.28-0.93，$P = 0.028$）等多种分析方法均显示，冠状动脉造影联合 OCT 指导 PCI 患者临床获益十分显著。

DOCTORS 是一项正在进行的前瞻性、随机、多中心、开放性临床研究，旨在评估 OCT 对 NSTE ACS 患者 PCI 的优化作用。该研究将患者（$n = 250$）随机分为 OCT 指导 PCI 组和冠状动脉造影指导 PCI 组，主要终点是各组患者术后 FFR 值 [103]。OCT 指导操作流程如下：①当存在支架膨胀不良（MSA≤参考血管管腔面积的 80%）时，进行球囊后扩张；②当存在病变覆盖不完全时（包括支架边缘夹层），置入额外支架；③当存在附壁血栓时，使用糖蛋白 IIb/IIIa 受体拮抗剂和 / 或血栓抽吸；④当存在环状钙化斑块时，行旋磨术。

目前尚无旨在评估 OCT 指导 PCI 对临床预后影响的前瞻性、随机试验发表，由 I. K. Jang 博士牵头、纳入约 3 000 例患者的大型、前瞻性 OCT 研究正在进行中，该研究结果将有助于进一步明确 OCT 的临床价值。

（盛　力　孙党辉　译）

# 参考文献

1. Stefanini GG, Holmes DR Jr. Drug-eluting coronary-artery stents. *New England Journal of Medicine* 2013;368:254–65.
2. Colombo A et al. Intracoronary stenting without anticoagulation accomplished with intravascular ultrasound guidance. *Circulation* 1995;91:1676–88.
3. Zhang Y et al. Comparison of intravascular ultrasound versus angiography-guided drug-eluting stent implantation: A meta-analysis of one randomised trial and ten observational studies involving 19,619 patients. *EuroIntervention* 2012;8:855–65.
4. Klersy C et al. Use of IVUS guided coronary stenting with drug eluting stent: A systematic review and meta-analysis of randomized controlled clinical trials and high quality observational studies. *International Journal of Cardiology* 2013;170:54–63.
5. Jang JS et al. Intravascular ultrasound-guided implantation of drug-eluting stents to improve outcome: A meta-analysis. *JACC Cardiovascular Interventions* 2014;7:233–43.
6. Ahn JM et al. Meta-analysis of outcomes after intravascular ultrasound-guided versus angiography-guided drug-eluting stent implantation in 26,503 patients enrolled in three randomized trials and 14 observational studies. *American Journal of Cardiology* 2014;113:1338–47.
7. Dattilo PB et al. Contemporary patterns of fractional flow reserve and intravascular ultrasound use among patients undergoing percutaneous coronary intervention in the United States: Insights from the National Cardiovascular Data Registry. *Journal of the American College of Cardiology* 2012;60:2337–9.
8. Tearney GJ et al. Consensus standards for acquisition, measurement, and reporting of intravascular optical coherence tomography studies: A report from the International Working Group for Intravascular Optical Coherence Tomography Standardization and Validation. *Journal of the American College of Cardiology* 2012;59:1058–72.
9. Yamaguchi T et al. Safety and feasibility of an intravascular optical coherence tomography image wire system in the clinical setting. *American Journal of Cardiology* 2008;101:562–7.
10. Capodanno D et al. Comparison of optical coherence tomography and intravascular ultrasound for the assessment of in-stent tissue coverage after stent implantation. *EuroIntervention* 2009;5:538–43.
11. Gonzalo N et al. Quantitative ex vivo and in vivo comparison of lumen dimensions measured by optical coherence tomography and intravascular ultrasound in human coronary arteries. *Revista Espanola de Cardiologia* 2009;62:615–24.
12. Farooq V et al. 3D reconstructions of optical frequency domain imaging to improve understanding of conventional PCI. *JACC Cardiovascular Imaging* 2011;4:1044–6.
13. Bezerra HG et al. Optical coherence tomography versus intravascular ultrasound to evaluate coronary artery disease and percutaneous coronary intervention. *JACC Cardiovascular Interventions* 2013;6:228–36.
14. Kubo T et al. OCT compared with IVUS in a coronary lesion assessment: The OPUS-CLASS study. *JACC Cardiovascular Imaging* 2013;6:1095–104.
15. Tsuchida K et al. In vivo validation of a novel three-dimensional quantitative coronary angiography system (CardiOp-B): Comparison with a conventional two-dimensional system (CAAS II) and with special reference to optical coherence tomography. *EuroIntervention* 2007;3:100–8.
16. Sawada T et al. Factors that influence measurements and accurate evaluation of stent apposition by optical coherence tomography. Assessment using a phantom model. *Circulation Journal* 2009;73:1841–7.
17. Tahara S et al. In vitro validation of new Fourier-domain optical coherence tomography. *EuroIntervention* 2011;6:875–82.
18. Gonzalo N et al. Morphometric assessment of coronary stenosis relevance with optical coherence tomography: A comparison with fractional flow reserve and intravascular ultrasound. *Journal of the American College of Cardiology* 2012;59:1080–9.
19. Shiono Y et al. Optical coherence tomography-derived anatomical criteria for functionally significant coronary stenosis assessed by fractional flow reserve. *Circulation Journal* 2012;76:2218–25.
20. Reith S et al. Relationship between optical coherence tomography derived intraluminal and intramural criteria and haemodynamic relevance as determined by fractional flow reserve in intermediate coronary stenoses of patients with type 2 diabetes. *Heart* 2013;99:700–7.
21. Pawlowski T et al. Optical coherence tomography criteria for defining functional severity of intermediate lesions: A comparative study with FFR *The International Journal of Cardiovascular Imaging* 2013;29:1685–91.
22. Pyxaras SA et al. Quantitative angiography and optical coherence tomography for the functional assessment of nonobstructive coronary stenoses: Comparison with fractional flow reserve. *American Heart Journal* 2013;166:1010–8 e1011.
23. Reith S et al. Correlation between optical coherence tomography-derived intraluminal parameters and fractional flow reserve measurements in intermediate grade coronary lesions: A comparison between diabetic and non-diabetic patients. *Clinical Research in Cardiology: Official Journal of the German Cardiac Society* 2015;104:59–70.
24. Jang IK et al. Visualization of coronary atherosclerotic plaques in patients using optical coherence tomography: Comparison with intravascular ultrasound. *Journal of the American College of Cardiology* 2002;39:604–9.
25. Yabushita H et al. Characterization of human atherosclerosis by optical coherence tomography. *Circulation* 2002;106:1640–5.
26. Kume T et al. Assessment of coronary intima-media thickness by optical coherence tomography: Comparison with intravascular ultrasound. *Circulation Journal* 2005;69:903–7.

27. Cilingiroglu M et al. Detection of vulnerable plaque in a murine model of atherosclerosis with optical coherence tomography. *Catheterization and Cardiovascular Interventions* 2006;67:915–23.

28. Kume T et al. Measurement of the thickness of the fibrous cap by optical coherence tomography. *American Heart Journal* 2006;152:755.e1–4.

29. Tearney GJ et al. Quantification of macrophage content in atherosclerotic plaques by optical coherence tomography. *Circulation* 2002;107:113–9.

30. MacNeill BD et al. Focal and multi-focal plaque macrophage distributions in patients with acute and stable presentations of coronary artery disease. *Journal of the American College of Cardiology* 2004;44:972–9.

31. Kubo T et al. Assessment of culprit lesion morphology in acute myocardial infarction: Ability of optical coherence tomography compared with intravascular ultrasound and coronary angioscopy. *Journal of the American College of Cardiology* 2007;50:933–9.

32. Kume T et al. Assessment of coronary arterial thrombus by optical coherence tomography. *American Journal of Cardiology* 2006;97:1713–7.

33. Jang IK et al. In vivo characterization of coronary atherosclerotic plaque by use of optical coherence tomography. *Circulation* 2005;111:1551–5.

34. Ino Y et al. Difference of culprit lesion morphologies between ST-segment elevation myocardial infarction and non-ST-segment elevation acute coronary syndrome: An optical coherence tomography study. *JACC Cardiovascular Interventions* 2011;4:76–82.

35. Tanaka A et al. Morphology of exertion-triggered plaque rupture in patients with acute coronary syndrome: An optical coherence tomography study. *Circulation* 2008;118:2368–73.

36. Niccoli G et al. Plaque rupture and intact fibrous cap assessed by optical coherence tomography portend different outcomes in patients with acute coronary syndrome. *European Heart Journal* 2015;36:1377–84.

37. Mehanna E et al. Volumetric characterization of human coronary calcification by frequency-domain optical coherence tomography. *Circulation Journal* 2013;77:2334–40.

38. Mintz GS. Intravascular imaging of coronary calcification and its clinical implications. *JACC Cardiovascular Imaging* 2015;8:461–71.

39. Tanaka A et al. Lipid-rich plaque and myocardial perfusion after successful stenting in patients with non-ST-segment elevation acute coronary syndrome: An optical coherence tomography study. *European Heart Journal* 2009;30:1348–55.

40. Ozaki Y et al. Thin-cap fibroatheroma as high-risk plaque for microvascular obstruction in patients with acute coronary syndrome. *Circulation Cardiovascular Imaging* 2011;4:620–7.

41. Porto I et al. Predictors of periprocedural (type IVa) myocardial infarction, as assessed by frequency-domain optical coherence tomography. *Circulation Cardiovascular Interventions* 2012;5:89–96, S1–6.

42. Lee T et al. Impact of coronary plaque morphology assessed by optical coherence tomography on cardiac troponin elevation in patients with elective stent implantation. *Circulation Cardiovascular Interventions* 2011;4:378–86.

43. Chamie D et al. Incidence, predictors, morphological characteristics, and clinical outcomes of stent edge dissections detected by optical coherence tomography. *JACC Cardiovascular Interventions* 2013;6:800–13.

44. van Ditzhuijzen NS et al. The impact of Fourier-domain optical coherence tomography catheter induced motion artefacts on quantitative measurements of a PLLA-based bioresorbable scaffold. *International Journal of Cardiovascular Imaging* 2014;30:1013–26.

45. Mintz GS et al. Atherosclerosis in angiographically "normal" coronary artery reference segments: An intravascular ultrasound study with clinical correlations. *Journal of the American College of Cardiology* 1995;25:1479–85.

46. Habara M et al. Impact of frequency-domain optical coherence tomography guidance for optimal coronary stent implantation in comparison with intravascular ultrasound guidance. *Circulation Cardiovascular Interventions* 2012;5:193–201.

47. Maehara A et al. Comparison of stent expansion guided by optical coherence tomography versus intravascular ultrasound: The ILUMIEN II Study (Observational Study of Optical Coherence Tomography [OCT] in Patients Undergoing Fractional Flow Reserve [FFR] and Percutaneous Coronary Intervention). *JACC Cardiovascular Interventions* 2015;8:1704–14.

48. Ali ZA et al. Optical coherence tomography compared with intravascular ultrasound and with angiography to guide coronary stent implantation (ilumien iii: Optimize pci): A randomised controlled trial. *Lancet* 2016;388:2618–28.

49. Kasaoka S et al. Angiographic and intravascular ultrasound predictors of in-stent restenosis. *Journal of the American College of Cardiology* 1998;32:1630–5.

50. de Feyter PJ et al. Reference chart derived from post-stent-implantation intravascular ultrasound predictors of 6-month expected restenosis on quantitative coronary angiography. *Circulation* 1999;100:1777–83.

51. Castagna MT et al. The contribution of "mechanical" problems to in-stent restenosis: An intravascular ultrasonographic analysis of 1090 consecutive in-stent restenosis lesions. *American Heart Journal* 2001;142:970–4.

52. Morino Y et al. An optimal diagnostic threshold for minimal stent area to predict target lesion revascularization following stent implantation in native coronary lesions. *American Journal of Cardiology* 2001;88:301–3.

53. Ziada KM et al. Prognostic value of absolute versus relative measures of the procedural result after successful coronary stenting: Importance of vessel size in predicting long-term freedom from target vessel revascularization. *American Heart Journal* 2001;141:823–31.

54. Cheneau E et al. Predictors of subacute stent thrombosis: Results of a systematic intravascular ultrasound study. *Circulation* 2003;108:43–7.

55. Fujii K et al. Contribution of stent underexpansion to recurrence after sirolimus-eluting stent implantation for in-stent restenosis. *Circulation* 2004;109:1085–8.
56. Sonoda S et al. Impact of final stent dimensions on long-term results following sirolimus-eluting stent implantation: Serial intravascular ultrasound analysis from the sirius trial. *Journal of the American College of Cardiology* 2004;43:1959–63.
57. Fujii K et al. Stent underexpansion and residual reference segment stenosis are related to stent thrombosis after sirolimus-eluting stent implantation: An intravascular ultrasound study. *Journal of the American College of Cardiology* 2005;45:995–8.
58. Hong MK et al. Intravascular ultrasound predictors of angiographic restenosis after sirolimus-eluting stent implantation. *European Heart Journal* 2006;27:1305–10.
59. Okabe T et al. Intravascular ultrasound parameters associated with stent thrombosis after drug-eluting stent deployment. *American Journal of Cardiology* 2007;100:615–20.
60. Doi H et al. Impact of post-intervention minimal stent area on 9-month follow-up patency of paclitaxel-eluting stents: An integrated intravascular ultrasound analysis from the TAXUS IV, V, and VI and TAXUS ATLAS workhorse, long lesion, and direct stent trials. *JACC Cardiovascular Interventions* 2009;2:1269–75.
61. Liu X et al. A volumetric intravascular ultrasound comparison of early drug-eluting stent thrombosis versus restenosis. *JACC Cardiovascular Interventions* 2009;2:428–34.
62. Choi SY et al. Intravascular ultrasound findings of early stent thrombosis after primary percutaneous intervention in acute myocardial infarction: A Harmonizing Outcomes with Revascularization and Stents in Acute Myocardial Infarction (HORIZONS-AMI) substudy. *Circulation Cardiovascular Interventions* 2011;4:239–47.
63. Kang SJ et al. Comprehensive intravascular ultrasound assessment of stent area and its impact on restenosis and adverse cardiac events in 403 patients with unprotected left main disease. *Circulation Cardiovascular Interventions* 2011;4:562–9.
64. Choi SY et al. Usefulness of minimum stent cross sectional area as a predictor of angiographic restenosis after primary percutaneous coronary intervention in acute myocardial infarction (from the HORIZONS-AMI Trial IVUS substudy). *American Journal of Cardiology* 2012;109:455–60.
65. Kang SJ et al. Usefulness of minimal luminal coronary area determined by intravascular ultrasound to predict functional significance in stable and unstable angina pectoris. *American Journal of Cardiology* 2012;109:947–53.
66. Song HG et al. Intravascular ultrasound assessment of optimal stent area to prevent in-stent restenosis after zotarolimus-, everolimus-, and sirolimus-eluting stent implantation. *Catheterization and Cardiovascular Interventions* 2014;83:873–8.
67. Hong MK et al. Incidence, mechanism, predictors, and long-term prognosis of late stent malapposition after bare-metal stent implantation. *Circulation* 2004;109:881–6.
68. Mintz GS et al. Regional remodeling as the cause of late stent malapposition. *Circulation* 2003;107:2660–3.
69. Shah VM et al. Background incidence of late malapposition after bare-metal stent implantation. *Circulation* 2002;106:1753–5.
70. Kang SJ et al. Late and very late drug-eluting stent malapposition: Serial 2-year quantitative IVUS analysis. *Circulation Cardiovascular Interventions* 2010;3:335–40.
71. Ako J et al. Late incomplete stent apposition after sirolimus-eluting stent implantation: A serial intravascular ultrasound analysis. *Journal of the American College of Cardiology* 2005;46:1002–5.
72. Tanabe K et al. Incomplete stent apposition after implantation of paclitaxel-eluting stents or bare metal stents: Insights from the randomized TAXUS II trial. *Circulation* 2005;111:900–5.
73. Hong MK et al. Late stent malapposition after drug-eluting stent implantation: An intravascular ultrasound analysis with long-term follow-up. *Circulation* 2006;113:414–9.
74. Siqueira DA et al. Late incomplete apposition after drug-eluting stent implantation: Incidence and potential for adverse clinical outcomes. *European Heart Journal* 2007;28:1304–9.
75. Ozaki Y et al. The fate of incomplete stent apposition with drug-eluting stents: An optical coherence tomography-based natural history study. *European Heart Journal* 2010;31:1470–6.
76. Hassan AK et al. Late stent malapposition risk is higher after drug-eluting stent compared with bare-metal stent implantation and associates with late stent thrombosis. *European Heart Journal* 2010;31:1172–80.
77. Steinberg DH et al. Long-term impact of routinely detected early and late incomplete stent apposition: An integrated intravascular ultrasound analysis of the TAXUS IV, V, and VI and TAXUS ATLAS workhorse, long lesion, and direct stent studies. *JACC Cardiovascular Interventions* 2010;3:486–94.
78. Cook S et al. Impact of incomplete stent apposition on long-term clinical outcome after drug-eluting stent implantation. *European Heart Journal* 2012;33:1334–43.
79. Im E et al. Incidences, predictors, and clinical outcomes of acute and late stent malapposition detected by optical coherence tomography after drug-eluting stent implantation. *Circulation Cardiovascular Interventions* 2014;7:88–96.
80. Guagliumi G et al. Examination of the in vivo mechanisms of late drug-eluting stent thrombosis: Findings from optical coherence tomography and intravascular ultrasound imaging. *JACC Cardiovascular Interventions* 2012;5:12–20.
81. Cook S et al. Incomplete stent apposition and very late stent thrombosis after drug-eluting stent implantation. *Circulation* 2007;115:2426–34.
82. Alfonso F et al. Coronary aneurysms after drug-eluting stent implantation: Clinical, angiographic, and intravascular ultrasound findings. *Journal of the American College of Cardiology* 2009;53:2053–60.
83. Kimura M et al. Outcome after acute incomplete sirolimus-eluting stent apposition as assessed by serial intravascular ultrasound. *American Journal of Cardiology* 2006;98:436–42.

84. Guo N et al. Incidence, mechanisms, predictors, and clinical impact of acute and late stent malapposition after primary intervention in patients with acute myocardial infarction: An intravascular ultrasound substudy of the Harmonizing Outcomes with Revascularization and Stents in Acute Myocardial Infarction (HORIZONS-AMI) trial. *Circulation* 2010;122:1077–84.

85. Kubo T et al. Comparison of vascular response after sirolimus-eluting stent implantation between patients with unstable and stable angina pectoris: A serial optical coherence tomography study. *JACC Cardiovascular Imaging* 2008;1:475–84.

86. Kume T et al. Natural history of stent edge dissection, tissue protrusion and incomplete stent apposition detectable only on optical coherence tomography after stent implantation. *Circulation Journal* 2012;76:698–703.

87. Kawamori H et al. Natural consequence of post-intervention stent malapposition, thrombus, tissue prolapse, and dissection assessed by optical coherence tomography at mid-term follow-up. *European Heart Journal Cardiovascular Imaging* 2013;14:865–75.

88. Guagliumi G et al. Serial assessment of coronary artery response to paclitaxel-eluting stents using optical coherence tomography. *Circulation Cardiovascular Interventions* 2012;5:30–8.

89. Gutierrez-Chico JL et al. Vascular tissue reaction to acute malapposition in human coronary arteries: Sequential assessment with optical coherence tomography. *Circulation Cardiovascular Interventions* 2012;5:20–9, S1–8.

90. Inoue T et al. Impact of strut-vessel distance and underlying plaque type on the resolution of acute strut malapposition: Serial optimal coherence tomography analysis after everolimus-eluting stent implantation. *International Journal of Cardiovascular Imaging* 2014;30:857–65.

91. Foin N et al. Incomplete stent apposition causes high shear flow disturbances and delay in neointimal coverage as a function of strut to wall detachment distance: Implications for the management of incomplete stent apposition. *Circulation. Cardiovascular Interventions*. 2014;7:180–9.

92. Gonzalo N et al. Optical coherence tomography assessment of the acute effects of stent implantation on the vessel wall: A systematic quantitative approach. *Heart* 2009;95:1913–9.

93. De Cock D et al. Healing course of acute vessel wall injury after drug-eluting stent implantation assessed by optical coherence tomography. *European Heart Journal Cardiovascular Imaging* 2014;15:800–9.

94. Radu MD et al. Natural history of optical coherence tomography-detected non-flow-limiting edge dissections following drug-eluting stent implantation. *EuroIntervention* 2014;9:1085–94.

95. Soeda T et al. Incidence and clinical significance of poststent optical coherence tomography findings: One-year follow-up study from a multicenter registry. *Circulation* 2015;132:1020–9.

96. Farb A et al. Pathology of acute and chronic coronary stenting in humans. *Circulation* 1999;99:44–52.

97. Schwartz RS et al. Restenosis and the proportional neointimal response to coronary artery injury: Results in a porcine model. *Journal of the American College of Cardiology* 1992;19:267–74.

98. Farb A et al. Pathological mechanisms of fatal late coronary stent thrombosis in humans. *Circulation* 2003;108:1701–6.

99. Nakano M et al. Causes of early stent thrombosis in patients presenting with acute coronary syndrome: An ex vivo human autopsy study. *Journal of the American College of Cardiology* 2014;63:2510–20.

100. Stefano GT et al. Unrestricted utilization of frequency domain optical coherence tomography in coronary interventions. *International Journal of Cardiovascular Imaging* 2013;29:741–52.

101. Wijns W et al. Optical coherence tomography imaging during percutaneous coronary intervention impacts physician decision-making: ILUMIEN I study. *European Heart Journal* 2015;36:3346–55.

102. Prati F et al. Angiography alone versus angiography plus optical coherence tomography to guide decision-making during percutaneous coronary intervention: The Centro per la Lotta contro l'Infarto-Optimisation of Percutaneous Coronary Intervention (CLI-OPCI) study. *EuroIntervention* 2012;8:823–9.

103. Meneveau N et al. Does optical coherence tomography optimize results of stenting? Rationale and study design. *American Heart Journal* 2014;168:175–81.e1–2.

# 第二章

# OCT 在斑块预处理决策中的价值

对斑块进行预处理是冠状动脉介入治疗过程中的重要环节，本章将简要介绍几种常见的斑块预处理技术，并着重介绍光学相干断层成像（optical coherence tomography，OCT）这一高分辨率影像工具在经皮冠状动脉介入治疗（percutaneous coronary intervention，PCI）术中指导术者进行斑块预处理中的应用。

## 一、指导普通球囊或药物洗脱球囊进行病变预处理

目前经皮冠状动脉介入治疗主要采用冠状动脉支架置入，而球囊血管成形术作为重要辅助手段在支架置入前和置入后具有重要作用。球囊扩张血管常导致斑块破裂及血管内膜撕裂（图 2-1a），腔内影像学检查能够精确识别冠状动脉造影未能发现的血管夹层等改变（图 2-2），并优化支架置入（图 2-1b）。血管内超声（intravascular ultrasound，IVUS）可诊断冠状动脉造影未发现的可疑血管夹层和其他并发症，而 OCT 轴向分辨率是 IVUS 的 10 倍，对 PCI 过程中发生的血管内膜损伤具有更精准的识别能力。

药物洗脱球囊（drug-eluting balloons，DEB）在小血管病变、支架内再狭窄（in-stent restenosis，ISR）（图 2-3）、开口及分叉病变（图 2-4）治疗中具有重要应用价值。球囊选择和即刻管腔获得程度会直接影响其术后短期及长期预后，此时腔内影像学的应用具有重要意义。研究显示，即便造影结果理想，仍有高达 73% 患者的介入治疗策略在进行腔内影像检查后得到修正（图 2-1 和 2-2）[1]。此外，OCT 观察到的 ISR 形态学特征还可用于预测 DEB 处理后效果（图 2-3）。有研究发现，异质性新生内膜 ISR 对紫杉醇 DEB 治疗反应劣于均质性新生内膜 ISR[2]。

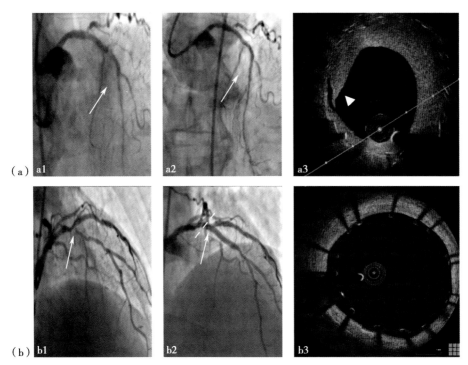

图 2-1　**PCI 术后冠状动脉造影结果满意，但 OCT 结果不理想**　（a）患者因急性非 ST 段抬高型心肌梗死于 LAD 中段置入一枚 2.5mm 裸金属支架。术后 9 个月患者心绞痛发作，冠状动脉造影示支架内严重再狭窄，于原支架处再置入一枚 2.75mm 药物洗脱支架。本次因心绞痛发作入院，行冠状动脉造影示再发支架内再狭窄（a1 箭）。图 a3 中可见双层支架，采用 3.0mm 非顺应性球囊扩张后，再采用 3.0mm 药物洗脱球囊处理病变。冠状动脉造影示结果良好（a2 箭），但 OCT 检查显示支架内存在偏心纤维斑块（*）伴有夹层（a3 箭）。（b）该患冠状动脉造影示 LAD 近端与 D1 分叉处存在重度狭窄（b1 箭），置入一枚 3.0mm×23mm 药物洗脱支架后，冠状动脉造影结果满意（b2 箭），但 OCT 检查发现支架近端存在明显贴壁不良（b3）

## 二、指导使用切割球囊对斑块进行预处理

　　切割球囊（cutting balloon，CB）是一种表面预置纵向显微刀片的非顺应性球囊，采用 CB 对病变进行预处理能够减轻血管壁弹性回缩，减少血管内膜损伤，防止内膜撕裂延展，改善支架输送和膨胀（图 2-5）[3]。即便在 DES 时代，ISR 病变（图 2-3 和 2-4）和某些分叉病变（如 Medina 0，0，1 型）的处理仍存在一定挑战，切割球囊在上述病变处理过程中具有重要价值。先采用切割球囊预扩张，再使用非顺应性球囊（球囊直径：管腔直径 =1 : 1）进行优化扩张，最后采用 DEB 扩张是处理这类病变的常用策略，有助于避免病变处再次支架覆盖或采用复杂的双支架置入术（图 2-6）[4]。

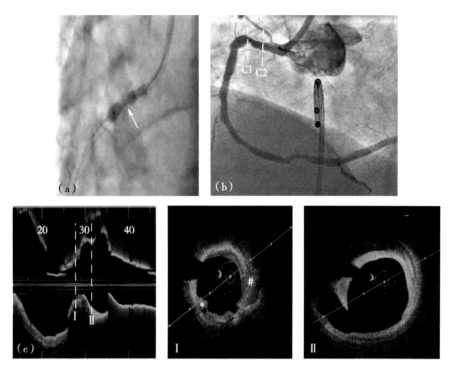

图 2-2　**OCT 发现球囊扩张引起的冠状动脉夹层并改变手术策略**　(a)患者诊断为下壁 ST 段抬高型心肌梗死,冠状动脉造影示 RCA 近端闭塞。导丝通过病变后,前向血流恢复 TIMI 3 级,但存在坚硬的严重狭窄病变(箭示球囊高压扩张仍存在凹陷)。(b)球囊扩张后造影未见明显冠状动脉夹层。(c)行 OCT 检查示:(CⅠ)RCA 近端有残余血栓(*)和严重纤维钙化斑块导致的严重狭窄(#)。(CⅡ)狭窄病变近端可见明显内膜撕裂,但冠状动脉造影未发现。行 OCT 检查前,术者拟行冠状动脉旋磨术处理病变。因 OCT 提示存在夹层和残余血栓(*),故推迟旋磨术,待夹层愈合和血栓溶解后,再行处理

### 三、指导采用冠状动脉旋磨术对钙化斑块进行预处理

　　严重钙化病变是冠状动脉介入治疗所面临的重大技术挑战(图 2-2、图 2-3 和图 2-7),其原因在于:首先,纤维钙化斑块难以被球囊充分预扩张,球囊扩张后即刻管腔面积获得相对较小,远期再狭窄风险增加(图 2-4)[5];其次,支架膨胀不良又可导致支架内血栓形成[6, 7];第三,钙化斑块常需球囊高压力扩张,必然显著增加血管破裂风险(图 2-2)。冠状动脉旋磨术(rotational atherectomy,RA)是处理这类病变的极佳选择,通过对钙化斑块的预处理可改善冠状动脉管壁顺应性,有利于后续器械通过和支架释放[8]。

　　冠状动脉旋磨术对冠状动脉钙化斑块的处理效果与以下因素有关,包括磨头转速、磨头直径与血管直径比值(图 2-8 和 2-9)、病变成角和偏心情况(图 2-10)、是否累及分叉(图 2-8 和 2-10)、病变狭窄程度(图 2-11)和斑块成分及分布情况(图 2-12)等。旋磨对病变的预处理效应包括斑块消蚀(图 2-9 和 2-13)和斑块修饰(图 2-10、2-11 和 2-14)两种。由于目前多数术者倾向于选择小直径磨头进行斑块预处理,即选择以斑块修饰为主要目的的处理策略。

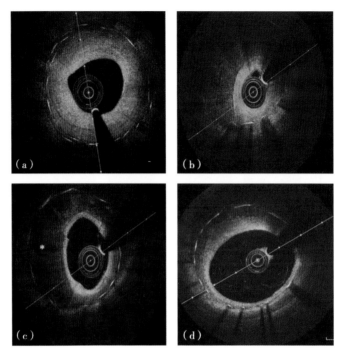

图 2-3 **新生内膜 OCT 组织形态学特征** （a）均质性新生内膜：呈高反射光学信号，信号强度相对均匀，无局部信号衰减。（b）～（c）分层性新生内膜：不同强度的向心性分层光学信号，近腔侧为高反射信号，远腔侧为低反射信号。（c）图外层同时可见大量脂质斑块（\*）。（d）异质性新生内膜：多种信号强度同时存在，伴局部光学信号强衰减

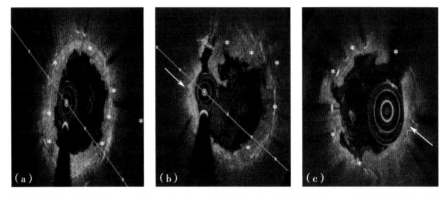

图 2-4 **CB 治疗支架内再狭窄** （a）向心性 ISR 病变采用 CB 多次扩张后，OCT 示管壁多个均匀的 CB 刀片切割后形成的凹陷（\*）。（b）～（c）偏心性 ISR 病变采用 CB 多次扩张后，OCT 示 CB 产生的聚力切割作用呈非均匀性分布，切割效应多集中在富含斑块侧（\*），（箭）示对侧管壁。注意，（b）图中同时可见 CB 处理后存在撕裂内膜片

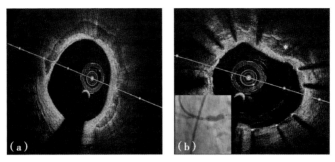

图 2-5　**未依据 OCT 检查结果对左主干严重钙化病变进行充分预处理致支架膨胀不良**　（a）尽管 OCT 示左主干内膜下近 270° 钙化，但冠状动脉造影仅显示左主干体部中度狭窄，未见严重钙化，故术者采用直接支架置入术。（b）冠状动脉造影和 OCT 均示支架膨胀不良。钙化斑块（*）导致支架未完全膨胀。采用直径 4.0mm 的非顺应性球囊行高压后扩张后，支架仍膨胀不良。若先行切割球囊或旋磨术预处理病变，可避免上述不良事件

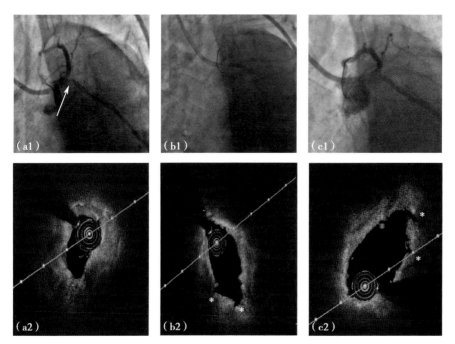

图 2-6　**OCT 指导切割球囊联合药物洗脱球囊治疗 LCX 开口病变（Medina 0，0，1）**　76 岁男性，诊断为稳定型心绞痛。单光子发射计算机断层扫描（single-photon emission computed tomography，SPECT）检查示下壁心肌缺血。（a1）冠状动脉造影示 LCX 开口处存在明显钙化斑块（箭）。（b1）为避免 LCX 开口置入支架挤压 LAD 开口，首先采用直径 2.5mm 切割球囊预处理 LCX 开口病变。OCT 示 CB 引起的聚力切割效应集中于管腔一侧（b2 图中 *）。（c1）采用直径 3.0mm 非顺应性球囊充分扩张后，以直径 3.0mm 药物洗脱球囊处理病变。最终冠状动脉造影显示 LAD 开口未受累。（c2）最终 OCT 图像。LCX 开口最小管腔面积为 7.4mm²，未见内膜夹层，无须额外置入支架

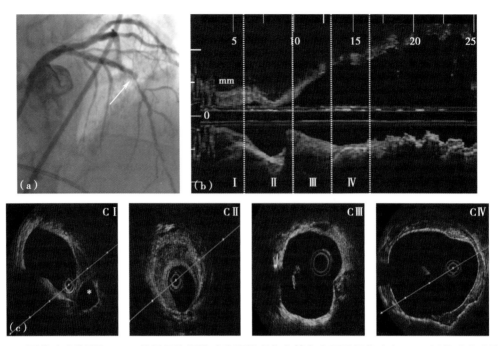

图 2-7　**冠状动脉造影和 OCT 均显示弥漫性动脉粥样硬化血管存在严重钙化病变**　（a）冠状动脉造影示 LAD 中段存在钙化成角病变，2.0mm 球囊无法通过（a 图中白色箭）。（b）靶病变 OCT 长轴切面图像，虚线位置横截面图像见 C Ⅰ -C Ⅳ。（C Ⅰ）钙化斑块累及分叉嵴部，但对角支开口相对正常（＊）。（C Ⅱ）此处为严重狭窄的纤维钙化斑块。边缘锐利的信号衰减区域为钙化斑块。（C Ⅲ）四点钟方向可见表浅钙化斑块凸向管腔。（C Ⅳ）病变近端非狭窄节段，可见向心性分布的表浅斑块

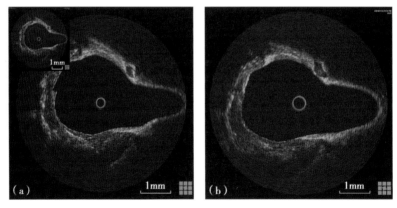

图 2-8　**分叉病变旋磨后未取得满意斑块消蚀效果**　磨头直径与管腔直径比值为 0.625。（a）OCT 示旋磨前管腔面积为 4.88mm²，钙化面积为 3.88mm²。（b）OCT 示采用 1.5mm 磨头旋磨后，管腔面积为 4.88mm²，钙化面积为 3.82mm²，与旋磨前测量结果变化不大

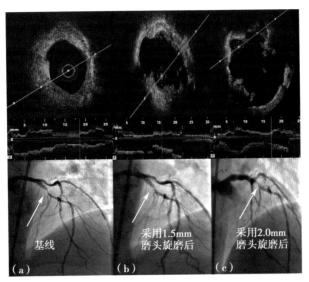

图 2-9　**磨头直径对斑块消蚀作用的影响**　（a）55 岁，男性，诊断为急性冠脉综合征。冠状动脉造影示 LAD 近段局限性重度狭窄，小直径球囊不能通过（白色箭）。OCT 示病变处为向心性纤维斑块。（b）1.5mm 磨头旋磨后，冠状动脉造影和 OCT 均显示即刻管腔面积显著增加。（c）2.0mm 磨头旋磨后，OCT 示最小管腔面积明显增加，但存在内膜撕裂（*）

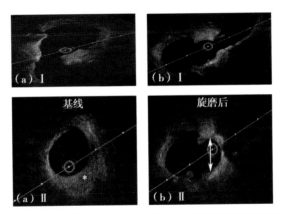

图 2-10　**同一病变两个节段不同的旋磨效果**　（a）术前 OCT 示累及分叉的向心性纤维钙化斑块，边支开口处未受累（aⅠ），最小管腔面积处位于分叉远端（aⅡ），可见由致密纤维组织（3～7 点钟方向）和深层钙化结节组成的向心性斑块（*）。（b）旋磨后 OCT 示分叉处导丝被推向边支侧，斑块未被有效消蚀，仅见向边支开口轻度的斑块移位（bⅠ）。管腔最狭窄处纤维斑块被有效消蚀（bⅡ），形成与旋磨头直径（1.25mm）相近的通道（双箭）

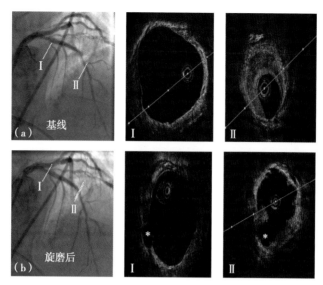

**图 2-11　同一血管两处病变不同的旋磨效果**　（a）83 岁，男性，诊断为稳定型心绞痛，冠状动脉造影示 LAD 近端临界病变（aⅠ），中段重度狭窄（aⅡ），远端弥漫病变。OCT 示近端管腔存在表浅偏心钙化斑块（aⅠ），中段管腔重度狭窄，存在向心性纤维钙化斑块（aⅡ）。（b）采用 1.25mm 磨头预处理病变后，OCT 示 LAD 近段临界病变处可见旋磨制造的通道（*），斑块未被有效消蚀（bⅠ）；LAD 中段重度狭窄病变斑块被有效消蚀，可见旋磨制造的通道（*），存在明显的内膜中断（bⅡ）

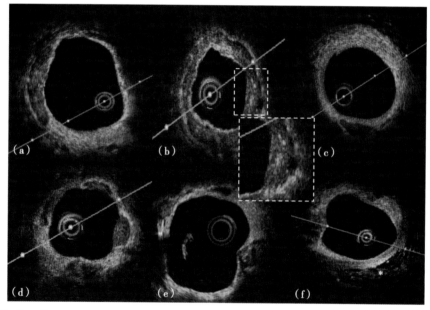

**图 2-12　钙化斑块形态学特征**　OCT 有助于识别钙化斑块，表现为边缘锐利的低信号区域。OCT 示（a）偏心、表浅的钙化斑块多位于左上象限。（b）环绕整个管腔的向心、表浅钙化斑块。2～4 点方向内膜厚度低于 OCT 轴向分辨率，故无法确定内膜边界（虚线框内所示）。（c）6～9 点钟方向的局灶、偏心、非表浅钙化斑块，由较厚的内膜层覆盖。（d）局灶、向心、表浅钙化斑块。尽管钙化斑块累及所有象限，但其与脂质或纤维斑块的边界清晰可见。（e）突入管腔的局灶、表浅钙化斑块。即便管腔无重度狭窄，这些钙化突起仍可导致器械通过困难或球囊破裂。（f）偏心的深部钙化斑块（*）。由于 OCT 穿透力较低，故很难识别深部钙化斑块。旋磨对不同组织形态钙化斑块处理效果仍有待进一步研究

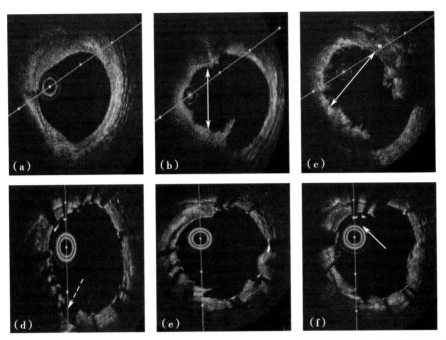

图 2-13　**旋磨后斑块被有效消蚀，并形成通道**　（a）OCT 见 9~12 点方向存在偏心性纤维钙化斑块，导丝偏向血管壁一侧。（b）采用 1.5mm 磨头旋磨后，斑块被有效消蚀，并可见旋磨头形成的通道（直径与 1.5mm 磨头直径相近，如 b 图中实心白色双箭所示）。（c）采用 2.0mm 磨头旋磨后，斑块进一步被去除，表浅钙化斑块被消蚀（*），通道进一步扩大，直径与第二个磨头直径相近（实心白色双箭）。（d）支架置入后，OCT 示支架小梁后仍残留旋磨通道（白色虚线箭）。（e）和（f）支架非对称性膨胀，存在支架小梁贴壁不良

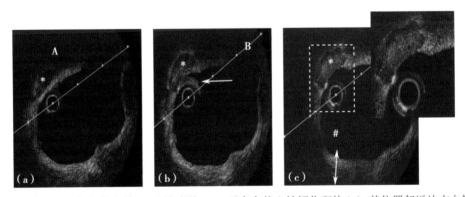

图 2-14　**旋磨处理深部钙化斑块**　（a）旋磨前 OCT 示存在偏心性钙化斑块（*），其位置邻近边支血管（1 点钟方向），表面有较厚内膜层覆盖。（b）采用 1.25mm 磨头旋磨后，钙化斑块（*）及表面的内膜（箭）被部分破坏。（c）采用 1.5mm 磨头旋磨后，钙化斑块（*）表面内膜层被去除，钙化斑块被有效消蚀

（戴晨光　孙　丽　译）

# 参考文献

1. Stone GW et al. Improved procedural results of coronary angioplasty with intravascular ultrasound-guided balloon sizing: The CLOUT Pilot Trial. Clinical Outcomes with Ultrasound Trial (CLOUT) Investigators. *Circulation* 1997;95:2044–52.
2. Tada T et al. Association between tissue characteristics evaluated with optical coherence tomography and mid-term results after paclitaxel-coated balloon dilatation for in-stent restenosis lesions: A comparison with plain old balloon angioplasty. *European Heart Journal* 2014;15:307–15.
3. Costa JR et al. Nonrandomized comparison of coronary stenting under intravascular ultrasound guidance of direct stenting without predilation versus conventional predilation with a semi-compliant balloon versus predilation with a new scoring balloon. *American Journal of Cardiology* 2007;100:812–7.
4. Dahm J et al. Cutting-balloon angioplasty effectively facilitates the interventional procedure and leads to a low rate of recurrent stenosis in ostial bifurcation coronary lesions: A subgroup analysis of the NICECUT multicenter registry. *International Journal of Cardiology* 2008;124:345–50.
5. Kuntz RE et al. The importance of acute luminal diameter in determining restenosis after coronary atherectomy or stenting. *Circulation* 1992;86:1827–35.
6. Colombo A et al. J. Intracoronary stenting without anticoagulation accomplished with intravascular ultrasound guidance. *Circulation* 1995;91:1676–88.
7. Moussa I et al. Subacute stent thrombosis in the era of intravascular ultrasound guided coronary stenting without anticoagulation: Frequency, predictors and clinical outcome. *Journal of the American College of Cardiology* 1997;29:6–12.
8. Henneke KH et al. Impact of target lesion calcification on coronary stent expansion after rotational atherectomy. *American Heart Journal* 1999;137:93–9.

# 第三章

# OCT 指导聚力切割球囊预处理斑块

即使在药物洗脱支架（drug-eluting stent，DES）时代，支架膨胀不良仍是支架内再狭窄和亚急性支架内血栓形成的重要预测因素。术前采用切割球囊（cutting balloon，CB）或旋磨（rotational atherectomy，RA）对斑块进行预处理有利于病变处支架充分膨胀 [1, 2]。除支架膨胀不良外，贴壁不全和未完全覆盖病变等均可增加支架再狭窄和支架内血栓形成风险 [3, 4]。钙化病变行经皮冠状动脉介入治疗（percutaneous coronary intervention，PCI）极具挑战，置入支架时易于出现膨胀不良和不对称膨胀 [5, 6]，因此，置入 DES 前对钙化病变进行有效预处理是 PCI 能否取得成功的关键 [7]。光学相干断层成像（optical coherence tomography，OCT）可评估斑块预处理效果及 PCI 结果。本章我们将探讨 PCI 术前如何采用 OCT 指导 Scoring 球囊或切割球囊进行斑块预处理。

## 第一节　采用 Scoring 球囊或切割球囊对斑块进行预处理

采用普通球囊对病变进行预处理时，血管内皮完整性受到较严重破坏，斑块易受到不均匀挤压，导致血管壁严重损伤。而采用 Scoring 球囊（图 3-1）进行斑块预处理时，加压的球囊通过其表面的金属丝聚力于所接触的斑块，既能有效扩张病变，又能限制损伤范围，更大限度保留血管内皮完整性，同时降低血管中膜损伤风险 [8]。

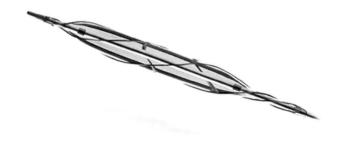

图 3-1　AngioSculpt Scoring 球囊

切割球囊（图 3-2）是在非顺应性球囊表面镶嵌多个纵向显微刀片，球囊扩张时对斑块进行规则的线性切割，减少了使用普通球囊时造成的斑块迁移和内膜不规则损伤 [9]。同时,切割球囊扩张时仅需较低压力,降低了对内膜损伤程度,能够有效降低内膜增生和支架内再狭窄的发生风险(图3-3)。

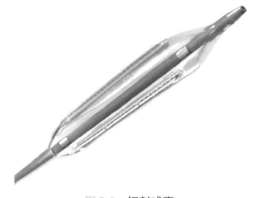

图 3-2　**切割球囊**

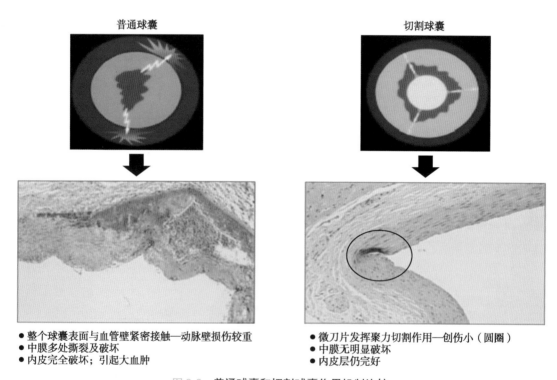

●整个球囊表面与血管壁紧密接触—动脉壁损伤较重
●中膜多处撕裂及破坏
●内皮完全破坏;引起大血肿

●微刀片发挥聚力切割作用—创伤小(圆圈)
●中膜无明显破坏
●内皮层仍完好

图 3-3　**普通球囊和切割球囊作用机制比较**

在长病变中,使用 Scoring 球囊或切割球囊进行斑块预处理后,即使仅给予较小膨胀压力也能获得较好的支架膨胀和贴壁效果。在分叉病变中,使用 Scoring 球囊或切割球囊行斑块预处理可减少主支与边支间的斑块移位,避免边支额外置入支架[10]。对于冠状动脉开口病变、钙化病变等复杂病变,使用 Scoring 球囊或切割球囊进行斑块预处理可减少球囊滑脱,有效改变钙化斑块构型,改善血管顺应性,提升支架输送通过性。

## 第二节　采用 Scoring 球囊或切割球囊进行斑块预处理的临床研究

一项评估切割球囊斑块预处理的安全性和有效性的研究纳入 556 例行 PCI 的分叉病变患者，其中 209 例患者在置入主支支架和 / 或边支支架前应用切割球囊行斑块预处理，另外 347 例患者在支架置入前未采用切割球囊行斑块预处理。随访 1 年结果发现，切割球囊预处理组靶病变再次血运重建（target lesion revascularization，TLR）率（5.3%，$n=11$）显著低于非切割球囊预处理组（11.0%，$n=38$）（$P=0.021$），且切割球囊预处理组靶血管再次血运重建（target vessel revascularization，TVR）率（8.1%，$n=17$）较非切割球囊预处理组（13.8%，$n=48$）也有降低趋势（$P=0.056$）。因此，分叉病变采用切割球囊行斑块预处理不仅能够减少采用复杂 PCI 术式的需要，且可改善预后 [11, 12]。

切割球囊全球随机试验（The Cutting Balloon Global Randomized Trial）是一项多中心、随机试验，共纳入 1 238 例患者，旨在验证采用切割球囊行球囊血管成形术（percutaneous balloon angioplasty，PTCA）（$n=617$）较采用普通球囊行 PTCA（$n=621$）对血管损伤更小且可降低严重血管夹层和再狭窄发生率的假设。然而，术后六个月时行冠状动脉造影检查发现，切割球囊组和普通球囊组患者血管再狭窄发生率分别为 31.4% 和 30.4%（$P=0.75$）；随访九个月时行再次冠状动脉造影检查发现，尽管切割球囊组 TVR 率较 PTCA 组略有降低（84.6% 比 88.5%，$P=0.04$），但两组次要终点事件（TLR 和 MACE）无统计学差异。此外，切割球囊组还出现 5 例冠状动脉穿孔事件（0.8% 比 0%，$P=0.03$）。该研究提示，采用切割球囊行 PTCA 在安全性和有效性终点事件方面并不优于普通球囊 [13]。

Iijima 等 [14] 回顾性分析了 327 例小血管（直径 <2.5mm）病变介入治疗患者，分别接受切割球囊（$n=87$）、普通球囊血管成形术（plain old balloon angioplasty，POBA）（$n=130$）和裸金属支架（bare-metal stent，BMS）（$n=110$）置入。结果发现，与 POBA 组和 BMS 组相比，切割球囊血管成形术组再狭窄（CB 31%，POBA 46.5%，BMS 43.9%，$P=0.048$）和 MACE（死亡、心梗和 TLR）发生率（CB 20.3%，POBA 37.3%，BMS 33.3%，$P=0.036$）均显著降低。

REDUCE Ⅲ 是日本的一项前瞻性多中心随机试验，纳入 521 例患者，随机分为切割球囊血管成形术后置入 BMS 组（CBA-BMS）（$n=260$）和普通球囊血管成形术后置入 BMS 组（BA-BMS）（$n=261$），研究主要终点是术后 7 个月支架内再狭窄（随访时定量冠状动脉造影直径狭窄≥50%）和 TLR 发生率。尽管两组所用球囊直径接近，但 CBA-BMS 组球囊扩张压力和术后直径狭窄率均显著低于 BA-BMS 组（14.0%±5.9% 比 16.3%±6.8%，$P<0.01$）。术后 7 个月随访结果显示，CBA-BMS 组直径狭窄率、再狭窄率和 TLR 发生率均显著低于 BA-BMS 组（分别为 32.4%±15.1% 比 35.4±15.3%，$P<0.05$；9.6% 比 15.3%，$P<0.05$；11.8% 比 19.6%，$P<0.05$）。根据是否使用 IVUS 指导再将患者分为四个亚组进行比较显示，IVUS 指导的 CBA-BMS 组再狭窄发生率显著低于造影指导的 CBA-BMS 组、IVUS 指导的 BA-BMS 组和造影指导的 BA-BMS 组（分别为 6.6%，17.9%，19.8% 和 18.2%）。多因素分析结果显示，采用普通球囊预处理病变是支架再狭窄的独立预测因素。该研究结果证实，在介入治疗过程中采用适当的斑块预处理方法和应用 IVUS 指导可显著改善 PCI 患者近、远期预后 [15]。

De Ribamar Costa 等[16]进行的一项非随机对照研究纳入 224 例冠状动脉原位病变置入单枚 DES 的 PCI 患者（共 299 处原位血管病变），分为直接支架置入组（$n=145$）、普通球囊预扩张组（$n=117$）和 AngioSculpt® Scoring 球囊预扩张组（$n=37$）。主要研究终点为支架直径膨胀率（定义为支架置入后由 IVUS 测得的最小支架直径与预期支架直径比值）和支架面积膨胀率（定义为 IVUS 测得的最小支架面积和预期支架面积比值）。结果发现，AngioSculpt® Scoring 球囊预扩张组患者支架面积膨胀率（88%±18%）显著高于其他两组（$P<0.001$），而普通球囊预扩张组与直接支架置入组间支架面积膨胀率无统计学差异（76%±13 比 76%±10%，$P=0.8$）；此外，直接支架置入组和普通球囊预扩张组达到预期支架直径患者比例分别仅为 0.6% 和 5%，而 AngioSculpt® Scoring 球囊预扩张组有 18.9% 的患者达到预期支架直径（$P<0.001$）。该研究显示，DES 置入后膨胀不良非常常见，部分甚至未达到支架膨胀的最低标准，这可能导致不良事件发生；而与直接置入支架相比，普通球囊预扩张并不能改善最终支架膨胀效果。

## 第三节　OCT 指导 Scoring 球囊或切割球囊行斑块预处理的典型病例

本节将分享 3 例采用 Scoring 球囊或切割球囊行斑块预处理，并应用 OCT 指导支架置入的病例。OCT 检查分别在病变预处理前、预处理后和支架置入后进行，检查前均冠状动脉内注射硝酸甘油 100～200μg。FD-OCT 检测使用 2.7F OCT 导管（Dragonfly，LightLab Imaging，Westford，Massachusetts），为获得良好血液清除效果，以 3～5ml/s 速度推注非稀释碘对比剂 10～20ml。TD-OCT 和 FD-OCT 回撤速度分别为 1mm/s 和 20mm/s。

### 病例 1

80 岁女患，因活动时突发严重胸痛入院。既往左主干 PCI 史。患者心血管疾病危险因素包括高血压（控制良好）、血脂异常、2 型糖尿病和心血管疾病家族史。运动负荷试验提示左心室前壁供血不足。患者长期服用阿司匹林、β 受体阻滞剂、钙通道阻滞剂、血管紧张素转换酶抑制剂、硝酸酯类和他汀类药物。冠状动脉造影示前降支 / 对角支分叉处狭窄 > 75%（Medina 分型 1，1，1）（图 3-4）。术前 OCT 示 LAD 存在重度狭窄伴偏心性钙化斑块（图 3-5），对角支纤维斑块内可见脂池（图 3-6）。分别在主支（图 3-7）和边支（图 3-8）采用 2.5mm×10mm AngioSculpt® Scoring 球囊预处理斑块后，在 LAD 跨对角支处置入 DES，再行非顺应性球囊后扩张。术后 OCT 示最终结果满意（图 3-9），造影见对角支血流 TIMI 3 级。患者术后接受最佳药物治疗，无不适症状，一年后随访造影如图 3-10 所示。

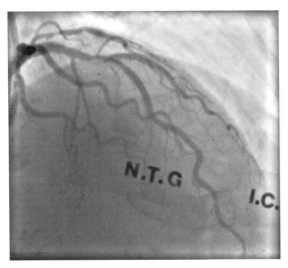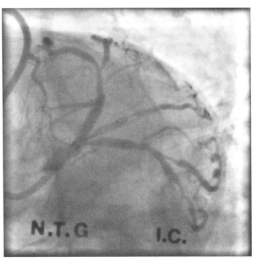

图 3-4　**造影示 LAD/D 分叉病变**　造影示在 LAD/D 分叉处 75% 狭窄（Medina 分型 1，1，1）。冠状动脉内注射硝酸甘油后,造影示狭窄未见改善。NTG,硝酸甘油;IC,冠状动脉内注射

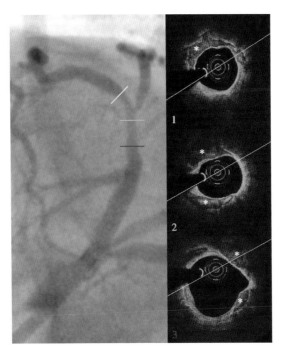

图 3-5　**LAD 术前 OCT 图像**　右侧 OCT 横截面图像示偏心钙化斑块（*，钙化）,左侧为对应的冠状动脉造影图像

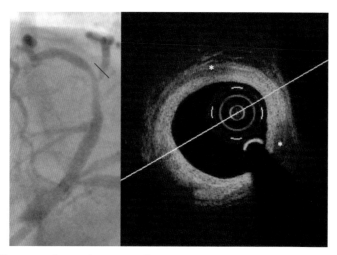

图 3-6　**对角支术前 OCT 图像**　右侧 OCT 图像显示对角支纤维斑块，内有脂池（*）。左侧造影图像示 OCT 横截面图像采集位置，以红线标记

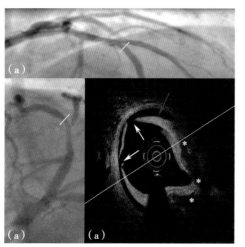

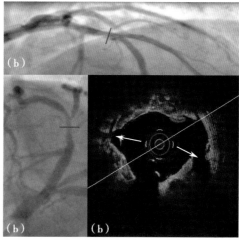

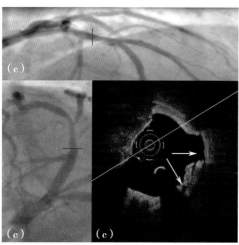

图 3-7　**使用 AngioSculpt Scoring 球囊对 LAD 斑块预处理后 OCT 图像**　（a）AngioSculpt Scoring 球囊预处理 LAD 病变远段后的 OCT 横截面图像（造影图像黄线标记处）。OCT 图像示应用 Scoring 球囊后血管壁斑块破裂（白箭）并形成夹层（红箭），可见钙化斑块破裂和壁内血肿（*）。（b）AngioSculpt Scoring 球囊预处理 LAD 病变中段后的 OCT 横截面图像（对应造影图像红线标记处）。OCT 图像示血管壁动脉粥样硬化斑块离断（白箭）并形成夹层，部分钙化斑块预处理效果欠佳（钙化未完全断裂）。造影示该段病变血管应用 Scoring 球囊后出现夹层。（c）AngioSculpt Scoring 球囊预处理 LAD 病变近段后的 OCT 横截面图像（对应造影图像红线标记处）。OCT 图像中，白箭标记处示斑块完全离断，黄箭标记处示斑块部分离断

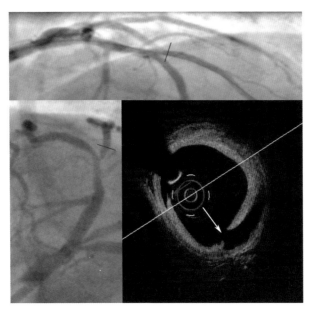

图 3-8　**AngioSculpt Scoring 球囊处理对角支斑块后的 OCT 图像**　AngioSculpt Scoring 球囊预处理对角支近段后的 OCT 横截面图像（对应造影图像红线标记处）。OCT 图像中，白箭处显示斑块完全离断，红箭处显示斑块部分离断

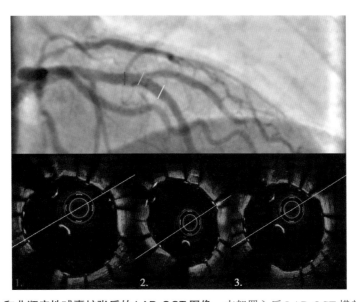

图 3-9　**支架置入和非顺应性球囊扩张后的 LAD OCT 图像**　支架置入后 LAD OCT 横截面图像（3.0mm×15mm DES 11atm）。从左到右 OCT 图像对应冠状动脉造影图像位置以不同颜色斜线标记。OCT 显示支架完全覆盖病变且贴壁良好。3.0mm×12mm 非顺应性球囊以 18atm 后扩张后无贴壁不良或斑块脱垂。Scoring 球囊造成的所有夹层都被支架覆盖

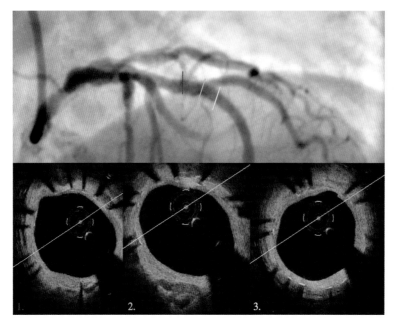

图 3-10　**12 个月随访时 LAD OCT 图像**　OCT 图像从左到右对应冠状动脉造影图像中不同冠状动脉位置，以不同颜色斜线标记。OCT 图像示支架小梁被新生内膜完全覆盖

## 病例 2

70 岁女患，诊断为稳定型心绞痛，拟行择期 PCI。心血管疾病危险因素：高血压和血脂异常（控制良好）。该患长期服用阿司匹林、钙通道阻滞剂、血管紧张素转换酶抑制剂和他汀类药物。

冠状动脉造影示 LAD/D 处分叉病变（Medina 分型 1，1，1），狭窄程度＞75%（图 3-11）。术前于 LAD 病变行 OCT 检查（图 3-12），采用 Scoring 球囊（2.5mm×15mm，8atm）预处理 LAD 病变（图 3-13a-c）后置入一枚 DES 支架（3.0mm×23mm，11atm），非顺应性球囊后扩张（3.5mm×15mm，13atm）后再次行 OCT 检查（图 3-14），最后以 2.0mm×8mm 球囊扩张边支开口处支架小梁。12 个月时随访，患者无心绞痛再发（图 3-15）。

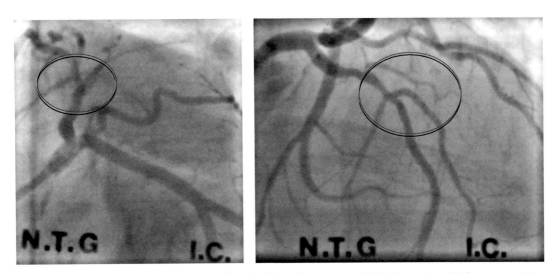

图 3-11　**LAD/D 分叉病变造影**　LAD/D 分叉病变狭窄超过 75%(红色标记),Medina 分型 1,1,0。NTG,硝酸甘油;IC,冠状动脉内注射

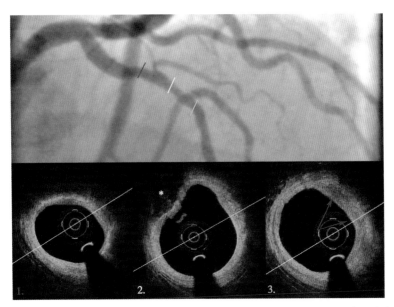

图 3-12　**LAD 分叉病变术前 OCT 图像**　LAD 病变术前造影图像和 OCT 横截面图像。白色星号示钙化斑块。远端横截面图像(红箭)示纤维斑块和脂池

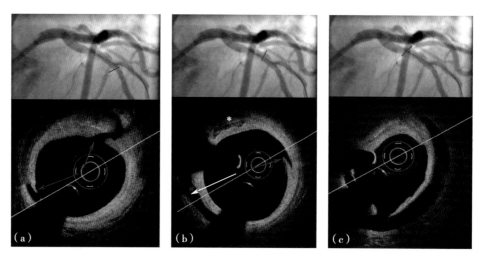

**图 3-13  Scoring 球囊预处理后的 LAD 分叉病变 OCT 图像**  （a）Scoring 球囊预处理 LAD 病变远段后的造影图像和 OCT 图像（造影图像红色标记处示 OCT 横截面图像对应位置）。OCT 图像示斑块完全离断（红箭）。（b）Scoring 球囊预处理 LAD 病变中段后的造影图像和 OCT 图像（造影图像红色标记处示 OCT 横截面图像对应位置）。OCT 图像示斑块未完全离断（红箭），钙化斑块未得到有效切割（*），可见壁内血肿（白箭和红箭标记）。（c）Scoring 球囊预处理 LAD 病变近段后的造影图像和 OCT 图像（造影图像红色标记处示OCT 横截面图像对应位置）。OCT 图像示斑块预处理效果良好，斑块完全离断

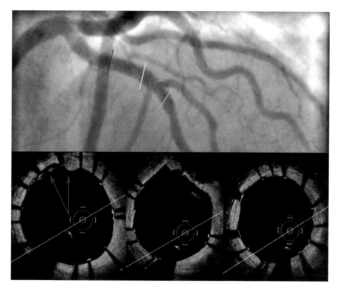

**图 3-14  LAD 病变支架置入后造影和 OCT 图像**  OCT 图像从左到右对应冠状动脉造影图像位置以不同颜色斜线标记。OCT 示支架完全覆盖病变且贴壁良好。近端 OCT 横截面图像可见少许斑块从支架小梁间脱垂（红箭）

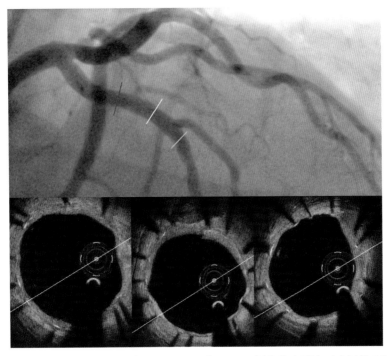

**图 3-15　LAD 病变支架置入 12 个月后造影和 OCT 图像**　OCT 图像从左到右对应冠状动脉造影图像位置以不同颜色斜线标记。OCT 示支架小梁完全内皮化

病例 3

61 岁女患，既往因急性心肌梗死住院行急诊冠状动脉造影，示 LAD/D 分叉病变，RCA 闭塞，行 RCA PCI，本次入院拟处理 LAD/D。心血管疾病危险因素：高血压、血脂异常、和吸烟史 20 余年。本次冠状动脉造影示 LAD/D 处分叉病变，狭窄程度＞75%，且对角支开口处重度狭窄（Medina 分型 1，0，1）（图 3-16）。分别于 LAD（图 3-17）和对角支开口（图 3-18）处行 OCT 检查后，采用 CB（3.25mm×10mm，6atm 及 2.5mm×6mm，6atm）对 LAD 和对角支病变进行预处理。再次于 LAD（图 3-19）和对角支（图 3-20）行 OCT 检查后，决定以 Crush 术式处理分叉病变，分别于 LAD 和对角支置入 3.0mm×23mm（15atm）和 2.8mm×8mm（15atm）的 DES。主支采用 3.5mm×15mm 非顺应性球囊后扩张（15atm）后再次行 LAD OCT 检查（图 3-21）。造影发现对角支在支架置入后发生夹层，血流 TIMI 1 级，但未予进一步处理。术后 10 个月随访，患者无心绞痛再次发作，再次 OCT 检查示 PCI 结果良好（图 3-22），对角支血流 TIMI 3 级。

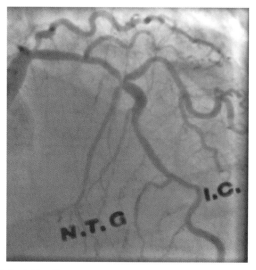

**图 3-16　LAD/D 分叉病变造影图像**　Medina 分型 1，0，1。NTG，硝酸甘油；IC，冠状动脉内注射

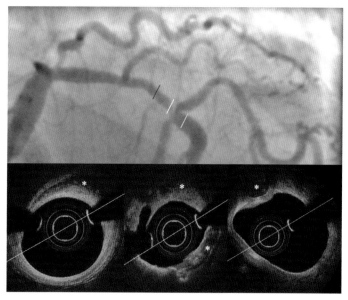

**图 3-17　LAD/D 分叉病变术前造影和 OCT 图像**　从左到右 OCT 图像对应冠状动脉造影图像位置以不同颜色斜线标记。OCT 图像示脂质和钙化混合斑块（*）

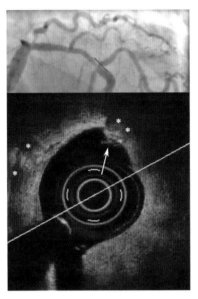

图 3-18　**对角支开口预处理前造影和 OCT 图像**　OCT 示包括富脂池及钙化（*）的致密斑块，并可见斑块破裂/溃疡征象（白箭）

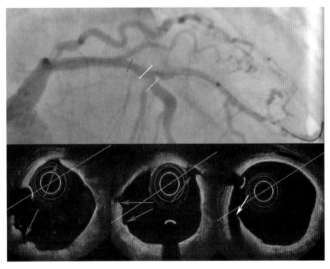

图 3-19　**切割球囊预处理 LAD 病变后造影和 OCT 图像**　OCT 图像从左到右对应冠状动脉造影图像位置以不同颜色斜线标记。OCT 图像示斑块完全离断（白箭）和不完全离断（红箭）

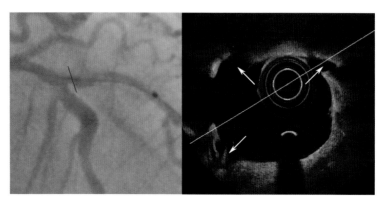

**图 3-20　切割球囊预处理对角支开口病变后造影和 OCT 图像**　OCT 示斑块被完全离断（白箭）

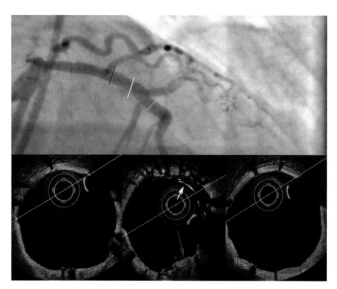

**图 3-21　LAD 病变支架置入后造影和 OCT 图像**　OCT 图像从左到右对应冠状动脉造影图像位置以不同颜色斜线标记。OCT 示支架小梁完全覆盖病变，可见双层支架小梁（白箭），且支架小梁间有斑块突入管腔（红箭）

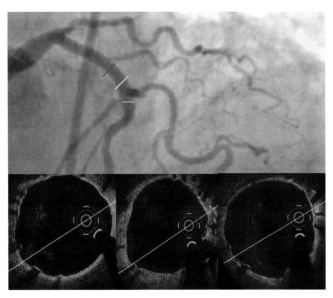

图 3-22 **10 个月随访时 LAD 病变造影和 OCT 图像** OCT 图像从左到右对应冠状动脉造影图像位置以不同颜色斜线标记。OCT 示支架小梁完全内皮化

**（张　云　赵时琪 译）**

## 参考文献

1. Serruys PW et al. A comparison of balloon-expandable-stent implantation with balloon angioplasty in patients with coronary artery disease. *New England Journal of Medicine* 1994;331(8):489–95.
2. Stone GW et al. A polymer-based, paclitaxel-eluting stent in patients with coronary artery disease. *New England Journal of Medicine* 2004;350(3):221–31.
3. Cook S et al. Incomplete stent apposition and very late stent thrombosis after drug-eluting stent implantation. *Circulation* 2007;115(18):2426–34.
4. Fujii K et al. Stent underexpansion and residual reference segment stenosis are related to stent thrombosis after sirolimus-eluting stent implantation: An intravascular ultrasound study. *Journal of the American College of Cardiology* 2005;45(7):995–8.
5. Ellis SG et al. Coronary morphologic and clinical determinants of procedural outcome with angioplasty for multivessel coronary disease. Implications for patient selection. Multivessel Angioplasty Prognosis Study Group. *Circulation* 1990;82:1193–202.
6. Tanigawa J, Barlis P, Di Mario C. Heavily calcified coronary lesions preclude strut apposition despite high pressure balloon dilatation and rotational atherectomy: In-vivo demonstration with optical coherence tomography. *Circulation Journal* 2008;72:157–60.
7. Zhe Tang et al. Cutting-balloon angioplasty before drug-eluting stent implantation for the treatment of severely calcified coronary lesions. *Journal of Geriatric Cardiology* 2014;11:44–9.
8. Okura H et al. Mechanisms of acute lumen gain following cutting balloon angioplasty in calcified and noncalcified lesions: An intravascular ultrasound study. *Catheterization and Cardiovascular Interventions* 2002;57(4):429–36.
9. Ajani AE et al. Clinical utility of the cutting balloon. *Journal of Invasive Cardiology* 2001;13(7):554–7.
10. Andrejs Erglis et al. Importance of plaque modification before coronary artery stenting. *EMJ Interventional Cardiology* 2013;1:64–9.
11. Tsuchikane E et al. Pre-drug-eluting stent debulking of bifurcated coronary lesions. *Journal of the American College of Cardiology* 2007;50:1941–45.
12. Erglis A. Arterial scoring: Cosmetic or curative. Presented at the Transcatheter Cardiovascular Therapeutics Meeting, San Francisco, September 21–25, 2009.
13. Mauri L et al. Cutting balloon angioplasty for the prevention of restenosis: Results of the Cutting Balloon Global Randomized Trial. *American Journal of Cardiology* 2002;90(10):1079–83.
14. Iijima R et al. Cutting balloon angioplasty is superior to balloon angioplasty or stent implantation for small coronary artery disease. *Coronary Artery Disease* 2004;15(7):435–40.

15. Ozaki Y et al. Impact of cutting balloon angioplasty (CBA) prior to bare metal stenting on restenosis. *Circulation* 2007;71(1):1–8.
16. De Ribamar Costa J et al. Nonrandomized comparison of coronary stenting under intravascular ultrasound guidance of direct stenting without predilation versus conventional predilation with a semi-compliant balloon versus predilation with a new scoring balloon. *American Journal of Cardiology* 2007;100(5):812–7.

# 第四章

# OCT 优化支架置入

既往研究发现，支架置入术后冠状动脉造影影像满意并不代表支架置入效果最佳[1-4]。与冠状动脉造影相比，光学相干断层成像（optical coherence tomography，OCT）检查结果较少受投照角度或血管病变形态学特点（如成角、钙化和弥漫等）影响，评估更为精准，尤其对钙化斑块分布情况和斑块病理组织学特征评估能力更强。OCT还可用于指导选择支架尺寸，评估支架边缘有无夹层或较大残余斑块，达到优化支架置入的目的。本章将讨论经皮冠状动脉介入治疗（percutaneous coronary intervention，PCI）术中如何应用OCT优化支架置入。

## 第一节　OCT指导病变术前评估和预处理

### 一、OCT用于血栓识别

有研究显示，急性心肌梗死患者急诊PCI术中联合使用血栓抽吸可显著降低术后6～12个月主要心血管不良事件发生率[5]。如急诊PCI术后残余血栓负荷过重，则晚期获得性支架贴壁不良发生率显著增加[6]。OCT可准确识别冠状动脉造影常无法识别的破裂斑块表面附着血栓（图4-1），因此，在急诊PCI时可考虑使用OCT检测血栓负荷[7]，并评估血栓抽

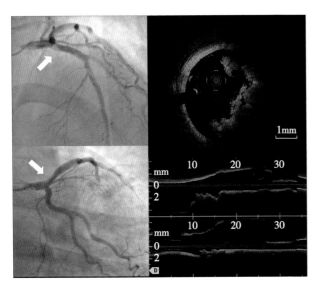

图4-1　OCT能够准确识别斑块表面血栓
急性冠脉综合征患者，冠状动脉造影LAD近段影像模糊（左图），OCT示LAD近段存在斑块破裂伴大量血栓形成（右图）

吸效果。血栓抽吸成功后行 OCT 检查,还可进一步确定血栓形成原因,若血栓形成原因为斑块侵蚀而非斑块破裂,则可不必立即置入支架[8]。

## 二、OCT 指导钙化斑块预处理

在钙化病变处置入支架,常导致支架膨胀不良、贴壁不全和其他操作相关并发症。对钙化斑块行旋磨(rotational atherectomy,RA)处理,有助于后续充分球囊扩张和支架充分膨胀。OCT 可快速评估钙化斑块分布情况,指导使用 RA 修饰环状钙化斑块和 / 或凸入管腔的钙化斑块(图 4-2)。切割球囊预扩张也是处理钙化病变的一种有效方法,对非顺应性球囊高压扩张效果不满意的钙化斑块可考虑使用(图 4-3)。

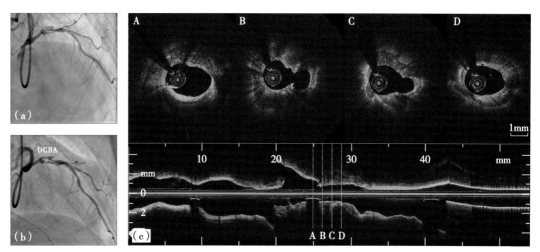

图 4-2　**病例 1　OCT 指导冠状动脉旋磨治疗**　女性,66 岁,诊断为稳定型心绞痛。(a)冠状动脉造影示前降支近段存在动脉瘤和重度狭窄病变,并伴有钙化,OCT 导管无法通过最狭窄处。(b)先后应用直径1.5mm 和 1.75mm 磨头旋磨,成功预处理环状钙化。(c)随后 OCT 导管通过病变,评估钙化情况

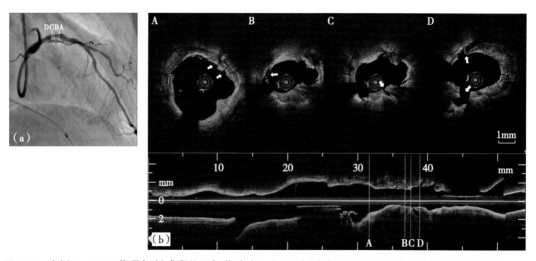

图 4-3　**病例 1　OCT 指导切割球囊处理钙化病变**　(a)切割球囊处理后的冠状动脉造影图像和(b)OCT图像。钙化斑块旋磨后采用 3.0mm×10mm 切割球囊扩张,扩张后出现夹层(白色箭)

## 第二节  OCT 指导支架直径和长度选择

### 一、确定管腔轮廓

一项多中心研究比较了冠状动脉造影和 OCT 指导对稳定型心绞痛患者 PCI 预后的影响，结果显示，OCT 指导 PCI 组 1 年心源性死亡和血运重建率更低[9]。OCT 可精确测量管腔大小，确定支架释放部位。Ilumien™ Optis™ 系统（St. Jude Medical, St. Paul, Minnesota）可自动完成血管参数测量，便于确定合适的支架长度和直径（图 4-4）。重度狭窄病变拟行 OCT 检查前宜先行预扩张，防止重度狭窄病变导致 OCT 检查时血液清除受阻。一些情况下如管腔内有血液残留、存在较大边支或呈非几何圆形时，OCT 测量时自动生成的血管轮廓和血管参数测量值准确性欠佳，需手动校正。

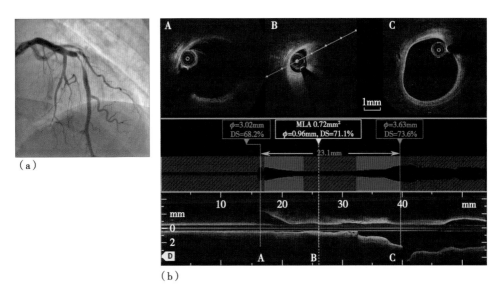

图 4-4　**Ilumien Optis 系统**　（a）术前造影。（b）管腔轮廓 OCT 图像：（A）远端参考血管节段；（B）最小管腔面积处；（C）近端参考血管节段。DS，直径狭窄百分比；MLA，最小管腔面积

### 二、识别不稳定斑块

OCT 可准确判断靶病变处是否存在不稳定斑块，一方面避免支架置入时将支架边缘置于不稳定斑块上，减少支架边缘再狭窄的发生，另一方面有助于支架对不稳定斑块的充分覆盖，降低术后心肌梗死发生风险[10]。狭窄程度不严重的不稳定斑块在冠状动脉造影时易于忽视，但 OCT 检查可清晰显示，此时建议置入较长支架，将罪犯病变连同邻近不稳定斑块一并覆盖（图 4-5）。

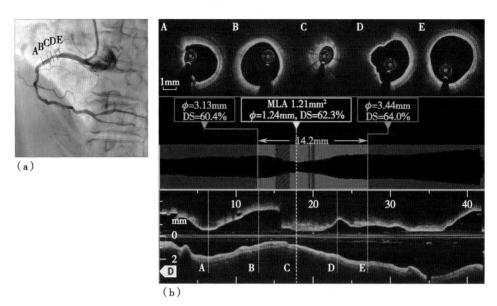

图 4-5　OCT 识别不稳定斑块，如薄纤维帽斑块　（a）术前冠状动脉造影图像。（b）OCT 图像。B 处为最初选定的远端参考血管节段位置，C 处为最小管腔面积处，D 处存在薄纤维帽斑块，E 为近端参考血管节段，OCT 检查发现 B 处以远位置（A 处）还存在薄纤维帽斑块。建议选择长支架同时覆盖罪犯病变和邻近的不稳定斑块。MLA，最小管腔面积；DS，直径狭窄百分比

## 三、OCT 确定支架释放着陆区

如前所述，支架直径选择时应以斑块负荷最小处作为参考血管节段。在选择参考血管节段时，OCT 可轻松区分血管节段的斑块负荷严重程度，将斑块负荷较轻的血管节段作为参考血管节段进行测量。但当整段血管病变弥漫时（如糖尿病患者），OCT 选定的参考血管节段可能仍存在相对较重的斑块负荷，此时使用冠状动脉造影和 OCT 融合功能有助于在冠状动脉造影图像中更好定位参考血管节段（图 4-6）。为避免造成支架边缘斑块损伤，术者在

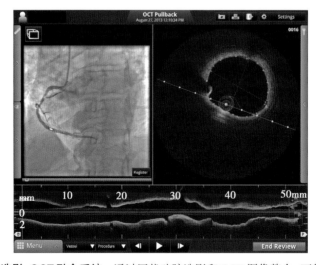

图 4-6　Optis 血管造影 -OCT 融合系统　通过冠状动脉造影和 OCT 图像整合，可优化支架选择和置入

置入支架时常选择与参考血管节段直径相当的支架；但对于锥形血管，可考虑置入较远端参考血管节段直径稍大的支架。但应注意，所选支架直径不宜过大且初始释放压力不宜过高。

## 第三节 OCT 指导分叉病变边支保护

在分叉病变 PCI 时，必须保护供血范围较大的边支。PCI 术前行 OCT 检查可预测跨边支开口行支架置入后边支闭塞风险。OCT 长轴影像可清晰显示边支开口位置和管腔大小及主支与边支夹角等信息，可帮助术者预测 PCI 术后分叉嵴移位和边支血管闭塞风险等（图4-7）。此外，支架置入术后边支通畅性还可能受边支开口处斑块分布状况、边支大小、血管迂曲程度和边支开口对侧主支斑块情况等因素影响[11]。需要注意的是，在长轴影像中血管常常被拉直，因此进行解读时需结合术前冠状动脉造影图像综合分析（图4-8）。

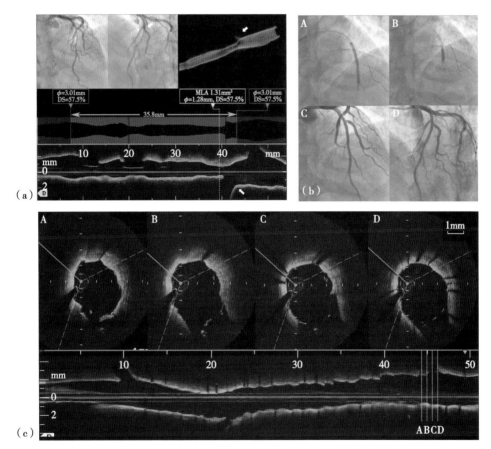

图 4-7 **病例 2 分叉病变支架置入** 54 岁男患，诊断为稳定型心绞痛。（a）冠状动脉造影示 LAD 中段弥漫狭窄，存在巨大边支血管（a 左上图，白色箭）。右上图为 OCT 三维重建图像。OCT 示术前长轴图像（a 中下图），虽然主支支架以跨边支开口方式释放会导致嵴移位，但分支开口斑块负荷较小，且血管较粗大，边支被挤压后似乎仍可保持血流通畅。（b）于 LAD 中段置入 3.0mm×38mm Xience Prime 支架后（b 中 A 图），3.5mm×12mm 非顺应性球囊后扩张（b 中 B 图），造影可见边支血管血流通畅（b 中 C 和 D 图）。（c）OCT 示 LAD 中段病变处置入支架后尽管发生了嵴移位，但未影响对角血流。MLA，最小管腔面积；DS，直径狭窄百分比

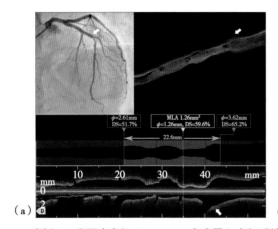
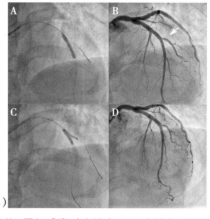

图 4-8　**病例 3　分叉病变行 Crossover 术式置入支架后嵴移位，需行球囊对吻扩张**　74 岁男患，运动负荷试验阳性。行冠状动脉造影检查结果如 a 中左上图所示。虽然术前 OCT 长轴图像（a 中下图）示边支血管与病例 2 相似，但主支支架以 crossover 术式释放后，嵴部明显被压入分支。（b）A 图，直接置入 3.5mm×23mm Xience Prime 支架后冠状动脉造影图像；B 图，冠状动脉造影示对角支受压；C 图，采用 3.0mm×15mm 和 2.0mm×15mm 非顺应性球囊行对吻扩张时的冠状动脉造影图像；D 图，最终造影结果。MLA，最小管腔面积；DS，直径狭窄百分比

# 第四节　OCT 在支架置入后的应用

IVUS 所见的支架膨胀不全、贴壁不良、边缘夹层和病变未被支架完全覆盖等是支架再狭窄和支架内血栓的重要预测因子 [12-14]。OCT 同样可识别上述情况，并提示术者采取措施予以纠正。

## 一、支架贴壁不良

Ilumien Optis Lumen Profile 系统能够自动检测靶血管最小管腔面积，评估支架置入后管腔情况（图 4-9）。DES 贴壁不良定义为支架小梁与管腔表面距离大于支架小梁与聚合物涂层厚度之和，裸金属支架贴壁不良定义为支架小梁与管腔表面距离大于支架小梁厚度。有研究显示，尽管支架置入术后急性贴壁不良与晚期支架内皮化不全存在相关性，但支架小梁与管腔表面距离小于 380μm 的贴壁不良在后期随访中多数会自然消失 [15]。支架贴壁不良常发生于锥形血管、支架重叠处、偏心型血管（管腔呈非几何圆形）、冠状动脉瘤或存在浅表钙化位置（图 4-10）。采用非顺应性球囊充分后扩张通常可有效纠正支架贴壁不良。

OCT 较高的分辨率使分叉病变术中边支血管支架贴壁不良更容易被发现。无论采取单支架术还是双支架术，在行球囊对吻后行边支 OCT 检查都可有效评估支架置入后分支血管支架小梁贴壁情况（图 4-11）。新近的一项研究显示，在球囊对吻前采用 OCT 指导导丝穿支架网眼再入分支能降低分支开口支架贴壁不良发生率，尽管这一发现对临床预后的影响尚不确定 [16]。

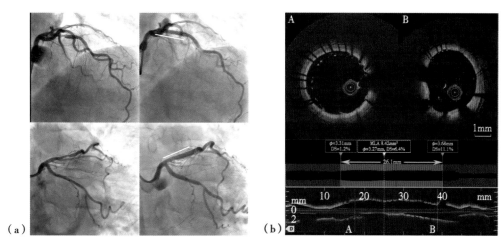

图 4-9 **LAD 近段置入支架( 3.5×23mm Xience Xpedition )后即刻贴壁不良** （a）术前（左）和术后（右）冠状动脉造影图像。白色直线指示支架覆盖部分。（b）支架置入后 OCT 图像示支架贴壁不良位于开口（A）和分叉处（B）。DS，直径狭窄百分比；MLA，最小管腔面积

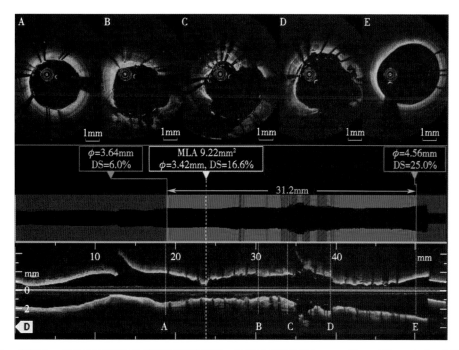

图 4-10 **病例 1 多种原因导致急性支架贴壁不良** OCT 示支架（3.5mm×28mm Xience Prime）置入后即刻图像。（A）支架边缘贴壁良好。（B-D）OCT 示管腔为非几何圆形，存在浅表钙化和动脉瘤，导致支架贴壁不良。（E）OCT 示锥形血管近段边缘贴壁不良。DS，直径狭窄百分比；MLA，最小管腔面积

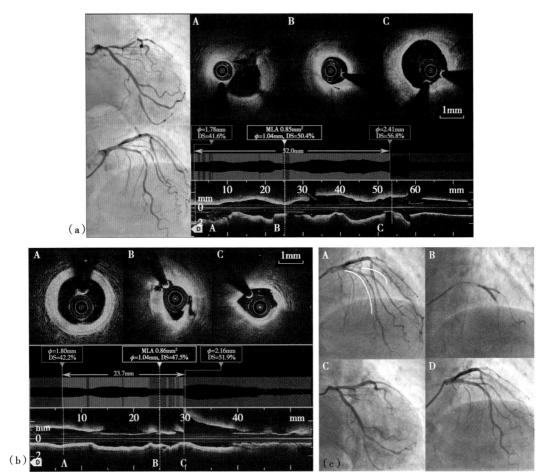

图 4-11  **病例 4  采用 OCT 评估于 LAD 应用 mini-Crush 术式置入双支架的效果**  82 岁男患，诊断为心绞痛，冠状动脉造影示真分叉病变（a 中左侧图）。OCT 示术前 LAD 主支（a 中右侧图）和对角支（b 图）存在弥漫病变。根据 OCT 测量结果，采取 mini-crush 术式于 LAD 主支置入 2.75mm×30mm 和 2.75mm×26mm Endeavor 支架，于对角支置入 2.5mm×26mm 支架（如 c 中 A 图所示）。白色实线为支架置入段。最终于 LAD 主支和对角支采用 3.0mm×15mm 和 2.25mm×20mm 非顺应性球囊对吻扩张（c 中 B 图所示）。最终造影结果（c 中 C 和 D 图所示）。DS，直径狭窄百分比；MLA，最小管腔面积

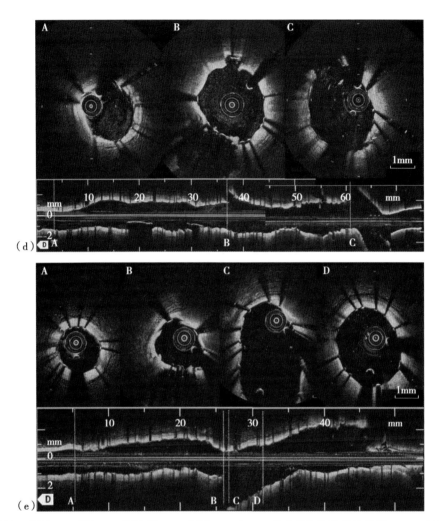

图 4-11（续） 病例 4 采用 OCT 评估于 LAD 应用 mini-Crush 术式置入双支架的效果 OCT 示最终 LAD 主支开口（如 d 图所示）和对角支（如 e 图所示）处支架膨胀良好

## 二、支架膨胀不全

支架膨胀不全的主要原因是支架置入处存在钙化斑块或斑块负荷较重。严重支架膨胀不全可使支架内再狭窄和 / 或血栓形成风险显著增加。OCT 可准确识别冠状动脉造影未能发现的支架膨胀不全，并指导球囊后扩张（图 4-12）。对于并存偏心钙化的支架膨胀不全处进行后扩张时，应逐渐增大后扩张球囊压力，避免扩张压力过大导致冠状动脉破裂。

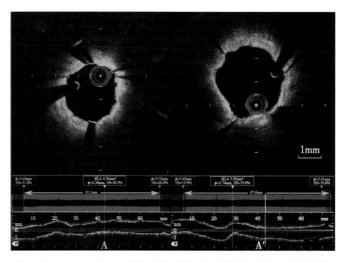

图 4-12　**OCT 指导下使用 3.5mm×13mm 非顺应性球囊后扩张（右图）处理支架膨胀不全（左图）** DS，直径狭窄百分比；MLA，最小管腔面积

### 三、支架边缘夹层

新近一项研究发现，基于 OCT 诊断的支架边缘夹层发生率为 37.8%，且其中 84% 未能被冠状动脉造影识别 [17]。该研究同时发现，尽管其中 22.6% 的支架边缘夹层进行了额外支架置入干预，但并未能进一步降低患者 1 年主要心血管不良事件发生率。目前何种程度支架边缘夹层需进一步处理尚无统一量化标准，建议积极处理引起靶血管血流受限的弥漫长夹层（图 4-13）和易诱发再狭窄的富脂质斑块夹层，而较小支架边缘夹层无须处理（图 4-14）。

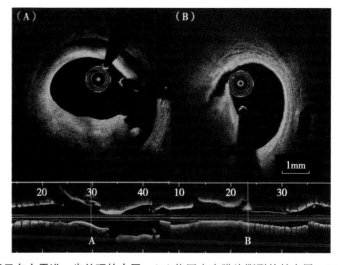

图 4-13　**OCT 显示存在需进一步处理的夹层** （A）伴巨大内膜片撕裂的长夹层。（B）富脂质斑块夹层

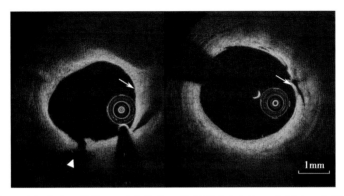

图 4-14　**OCT 提示该处为小而薄的夹层（白箭），无须额外支架置入**　左图中三角箭头处为边支血管

## 四、病变覆盖不完全

若未仔细对比术前 OCT 影像与冠状动脉造影图像，可能导致 PCI 术后出现地理丢失现象。由于残余斑块（尤其支架边缘存在富脂质核心的斑块）负荷程度与靶病变失败密切相关[18]，在支架置入前应认真分析 OCT 影像并制定合理的支架置入策略。如支架置入后 OCT 影像显示支架边缘着陆区存在信号衰减斑块，提示该处存在较大斑块负荷和 / 或富脂质斑块，此时应高度怀疑存在地理丢失现象（图 4-15）。由于 OCT 无法计算残余斑块负荷，可考虑进一步 IVUS 检测，评估斑块性质（是否为富脂质斑块）和残余最小管腔面积，以判断是否需额外置入支架[19]。

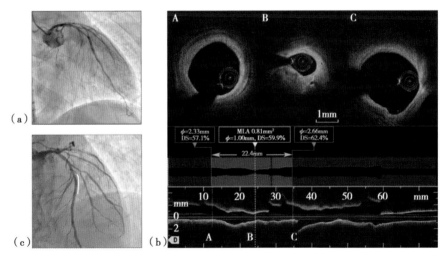

图 4-15　**病例 5　支架选择不恰当导致地理丢失**　冠状动脉造影示 LAD 近段存在 90% 狭窄（a 图）。OCT 示术前的管腔轮廓（b 图），应选择长度为 24mm 的支架。由于未基于 OCT 测量值进行选择，术者置入了一枚 2.75mm×18mm Xience Xpedition 支架（c，白色实线示支架置入段）。MLA，最小管腔面积；DS，直径狭窄百分比

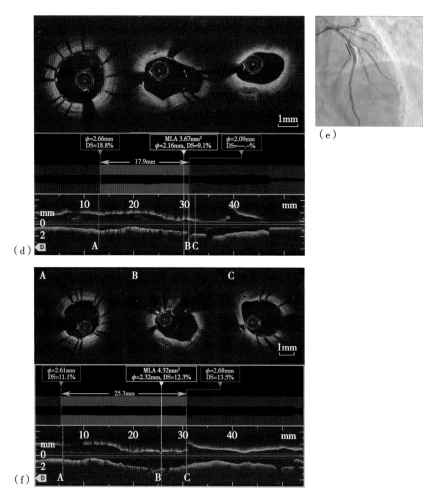

图 4-15（续）　**病例 5　支架选择不当导致地理丢失**　冠状动脉造影结果良好，但 OCT 示支架近端边缘置于一处薄纤维帽斑块上（d 图）。因此，在近端与第一枚支架相连置入一枚 3.0mm×12mm Xience Xpedition 支架并行球囊后扩张（e 图，黑色实线示第二枚支架置入段）。最终 OCT 示薄纤维帽斑块被完全覆盖（f 图）。MLA，最小管腔面积；DS，直径狭窄百分比

## 五、组织脱垂

OCT 可有效评估支架置入后组织脱垂情况（图 4-16）。与 IVUS 相比，OCT 判断支架小梁间组织脱垂敏感性更高 [20, 21]。虽然组织脱垂容积大小与支架置入后心肌损伤发生率呈正相关，但组织脱垂程度与住院期间或晚期随访时临床事件无明显相关性 [22, 23]。因此，支架置入后发生组织脱垂时，如最小支架面积达标，不必于组织脱垂处进一步行球囊后扩张。

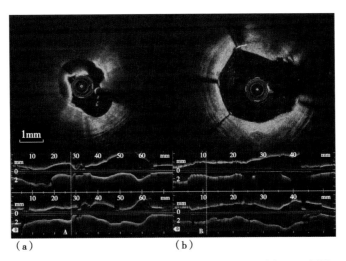

**图 4-16  OCT 示支架内巨大的斑块脱垂**  术前（a 图）和支架置入后（b 图）OCT 图像。OCT 示术前最小管腔面积处存在薄纤维帽破裂斑块

　　总之，随着 FD-OCT 的应用，OCT 可在预处理病变、制定支架置入策略和支架置入后评估等方面优化支架置入。合理使用 OCT 可改善 PCI 患者临床预后。

（盛　力　苍　海　译）

## 参考文献

1. Nakamura S et al. Intracoronary ultrasound observations during stent implantation. *Circulation* 1994;89:2026–34.
2. Görge G et al. Intravascular ultrasound after low and high inflation pressure coronary artery stent implantation. *Journal of the American College of Cardiology* 1995;26:725–30.
3. Mudra H et al. Ultrasound guidance of Palmaz-Schatz intracoronary stenting with a combined intravascular ultrasound balloon catheter. *Circulation* 1994;90:1252–61.
4. Brodie BR et al. Is adjunctive balloon postdilatation necessary after coronary stent deployment? Final results from the POSTIT trial. *Catheter and Cardiovascular Interventions* 2003;59:184–92.
5. Kumbhani DJ et al. Role of aspiration and mechanical thrombectomy in patients with acute myocardial infarction undergoing primary angioplasty: An updated meta-analysis of randomized trials. *Journal of the American College of Cardiology* 2013;62:1409–18.
6. Attizzani GF et al. Mechanisms, pathophysiology, and clinical aspects of incomplete stent apposition. *Journal of the American College of Cardiology* 2014;63:1355–67.
7. Kajander OA et al. Feasibility and repeatability of optical coherence tomography measurements of pre-stent thrombus burden in patients with STEMI treated with primary PCI. *European Heart Journal Cardiovascular Imaging* 2015;16:96–107.
8. Prati F et al. OCT-based diagnosis and management of STEMI associated with intact fibrous cap. *JACC Cardiovascular Imaging* 2013;6:283–7.
9. Prati F et al. Angiography alone versus angiography plus optical coherence tomography to guide decision-making during percutaneous coronary intervention: The Centro per la Lotta contro l'Infarto-Optimisation of Percutaneous Coronary Intervention (CLI-OPCI) study. *EuroIntervention* 2012;8:823–9.
10. Imola F et al. Association between proximal stent edge positioning on atherosclerotic plaques containing lipid pools and postprocedural myocardial infarction (from the CLI-POOL Study). *American Journal of Cardiology* 2013;4:526–31.
11. Fujino Y et al. Impact of main-branch calcified plaque on side-branch stenosis in bifurcation stenting: An optical coherence tomography study. *International Journal of Cardiology* 2014;176:1056–60.
12. Cook S et al. Incomplete stent apposition and very late stent thrombosis after drug-eluting stent implantation. *Circulation* 2007;115:2426–34.
13. Windecker S, Meier B. Late coronary stent thrombosis. *Circulation* 2007;116:1952–65.
14. Fujii K et al. Stent underexpansion and residual reference segment stenosis are related to stent thrombosis after sirolimus-eluting stent implantation: An intravascular ultrasound study. *Journal of the American College of Cardiology* 2005;45:995–8.

15. Inoue T et al. Impact of strut-vessel distance and underlying plaque type on the resolution of acute strut malapposition: Serial optimal coherence tomography analysis after everolimus-eluting stent implantation. *International Journal of Cardiovascular Imaging* 2014;30:857–65.

16. Alegría-Barrero E et al. Optical coherence tomography for guidance of distal cell recrossing in bifurcation stenting: Choosing the right cell matters. *EuroIntervention* 2012;8:205–13.

17. Chamié D et al. Incidence, predictors, morphological characteristics, and clinical outcomes of stent edge dissections detected by optical coherence tomography. *JACC Cardiovascular Interventions* 2013;6:800–13.

18. Gogas BD et al. Edge vascular response after percutaneous coronary intervention: An intracoronary ultrasound and optical coherence tomography appraisal: From radioactive platforms to first- and second-generation drug-eluting stents and bioresorbable scaffolds. *JACC Cardiovascular Interventions* 2013;6:211–21.

19. Kang SJ et al. Intravascular ultrasound predictors for edge restenosis after newer generation drug-eluting stent implantation. *American Journal of Cardiology* 2013;111:1408–14.

20. Sohn J et al. A comparison of tissue prolapse with optical coherence tomography and intravascular ultrasound after drug-eluting stent implantation. *International Journal of Cardiovascular Imaging* 2015;31:21–2.

21. Bezerra HG et al. Optical coherence tomography versus intravascular ultrasound to evaluate coronary artery disease and percutaneous coronary intervention. *JACC Cardiovascular Interventions* 2013;6:228–36.

22. Jin QH et al. Incidence, predictors, and clinical impact of tissue prolapse after coronary intervention: An intravascular optical coherence tomography study. *Cardiology* 2011;119:197–203.

23. Sugiyama T et al. Quantitative assessment of tissue prolapse on optical coherence tomography and its relation to underlying plaque morphologies and clinical outcome in patients with elective stent implantation. *International Journal of Cardiology* 2014;176:182–90.

# 第五章

# OCT 指导左主干病变介入治疗

十余年来，采用经皮冠状动脉介入治疗（percutaneous coronary intervention，PCI）处理无保护左主干（unprotected left main，ULM）病变已被广泛接受[1,2]。与有保护左主干病变相比，ULM 病变 PCI 手术风险更大，对手术操作精准度要求更高。血管内超声（intravascular ultrasound，IVUS）在 ULM 病变 PCI 中的应用已有诸多报道，这对于加深我们对 ULM 病变的理解[3,4]，能够帮助术者对病变进行评估并优化 PCI 效果[5]。OCT 在 PCI 中的指导作用也已被广泛证实[6-8]，其在 ULM 病变 PCI 中的价值受到越来越多关注。第一代时域光学相干断层成像（time-domain optical coherence tomography，TD-OCT）系统扫描直径相对较小，且成像时需要阻断近端血流，限制了其在 ULM 病变中的应用。频域光学相干断层成像（frequency-domain optical coherence tomography，FD-OCT）回撤速度提升至 25mm/s，成像时无须阻断近端血流，且扫描直径更大（10mm），使 OCT 对左主干等较粗冠状动脉血管的评估成为可能。本章主要基于研究数据和代表性病例探讨 FD-OCT 在 ULM 病变 PCI 术中应用的安全性和可行性。

## 第一节  FD-OCT 在无保护左主干病变 PCI 术中应用的安全性

既往已有大量 FD-OCT 在有保护左主干病变 PCI 术中应用安全性的研究报道，但 FD-OCT 在 ULM 病变 PCI 术中应用安全性的研究较少。我们纳入 35 例 ULM 病变 PCI 时同时行 IVUS 和 OCT 检查的患者[9]，观察患者术前术后支架内血栓形成、夹层、心律失常、慢血流和血管痉挛等发生率。基线冠状动脉造影特征见表 5-1。由于左主干较粗，故常需快速、大量推注对比剂以获得清晰 OCT 图像。最终除 1 例患者因狭窄较重出现 ST 段变化外，其余患者在 PCI 术前、术后均未发生较严重并发症（表 5-2），故 FD-OCT 在 ULM 病变 PCI 术中应用是相对安全的。

表 5-1  血管造影特征（$n=35$）

| 病变部位 | $n$（%） |
| --- | --- |
| 仅开口，$n$（%） | 0（0） |
| 仅中段，$n$（%） | 1（2.9） |
| 仅远段，$n$（%） | 22（62.9） |
| 开口和中段，$n$（%） | 0（0） |
| 中段和远段，$n$（%） | 11（31.4） |

续表

| 病变部位 | n(%) |
|---|---|
| 开口和远段, n(%) | 1(2.9) |
| 开口和中远段, n(%) | 0(0) |
| **Medina 分型** | **n(%)** |
| (1, 1, 1), n(%) | 7(20) |
| (1, 1, 0), n(%) | 9(25.7) |
| (1, 0, 1), n(%) | 1(2.9) |
| (1, 0, 0), n(%) | 3(8.6) |
| (0, 1, 1), n(%) | 5(14.3) |
| (0, 1, 0), n(%) | 9(25.7) |
| (0, 0, 1), n(%) | 1(2.9) |
| **QCA** | **n(%)** |
| 非支架节段 | |
| MLD(mm) | 0.96±0.37 |
| RVD(mm) | 3.5±0.70 |
| %DS | 72.6±8.6 |
| 支架节段 | |
| MLD(mm) | 3.14±0.53 |
| RVD(mm) | 3.54±0.53 |
| %DS | 9.03±4.00 |

注:%DS,直径狭窄百分率;MLD,最小管腔直径;QCA,定量冠状动脉分析;RVD,参考血管直径。

表 5-2　**成像特征( n = 35 )**

| | IVUS | FD-OCT | P 值 |
|---|---|---|---|
| **PCI 前** | | | |
| **安全性** | | | |
| ST 段变化 | 1(2.9) | 1(2.9) | 1 |
| 夹层 | 0(0.0) | 0(0.0) | N/A |
| 心律失常 | 0(0.0) | 0(0.0) | N/A |
| 慢血流 | 0(0.0) | 0(0.0) | N/A |
| **对比剂使用** | | | |
| 总量(ml) | 0 | 17.8±6.2 | N/A |
| 推注速度(ml/s) | 0 | 4.7±0.56 | N/A |
| **PCI 后** | | | |
| **安全性** | | | |
| ST 段变化 | 0(0.0) | 0(0.0) | N/A |
| 夹层 | 0(0.0) | 0(0.0) | N/A |
| 心律失常 | 0(0.0) | 0(0.0) | N/A |
| 慢血流 | 0(0.0) | 0(0.0) | N/A |
| 血管痉挛 | 0(0.0) | 0(0.0) | N/A |
| **对比剂使用** | | | |
| 总量(ml) | 0 | 18.7±6.7 | N/A |
| 推注速度(ml/s) | 0 | 4.9±0.57 | N/A |

注: N/A,不适用。

## 第二节　FD-OCT 在无保护左主干病变 PCI 术中应用的可行性

与早期 TD-OCT 相比，FD-OCT 扫描直径更大（10mm），可用于观察左主干等较大直径血管[6]。此外，FD-OCT 具有较高分辨率，能提供冠状动脉内结构（如冠状动脉夹层、支架贴壁不良和血栓等）清晰影像。

通过与 IVUS 比较，我们评价了 FD-OCT 用于 ULM 病变的可行性（表 5-3）。FD-OCT 和 IVUS 测量所得的管腔面积和支架面积具有高度一致性。在大部分病例中，FD-OCT 可提供完整的管腔横截面图像，且 FD-OCT 对组织脱垂、贴壁不良和远端边缘夹层识别率更高。基于以上结果，我们认为 FD-OCT 对 ULM 病变评估是可靠的。

表 5-3　IVUS 和 FD-OCT 对 ULM 病变影像分析结果（$n=35$）

| | IVUS | FD-OCT | $P$ 值 |
|---|---|---|---|
| **PCI 前** | | | |
| 平均管腔面积（mm$^2$） | $7.58 \pm 2.61$ | $7.60 \pm 2.63$ | 0.936 |
| 最小管腔面积（mm$^2$） | $3.46 \pm 1.66$ | $2.94 \pm 1.77$ | 0.002 |
| 腔内血栓,$n$（%） | 0（0.00） | 3（9.4） | 0.081 |
| 血管超出屏幕范围,$n$（%） | N/A | 1（0.1） | N/A |
| **PCI 后** | | | |
| 平均管腔面积（mm$^2$） | $10.85 \pm 2.47$ | $11.24 \pm 2.66$ | 0.132 |
| 最小管腔面积（mm$^2$） | $7.21 \pm 2.23$ | $7.18 \pm 2.15$ | 0.875 |
| 平均支架面积（mm$^2$） | $10.44 \pm 2.33$ | $10.49 \pm 2.32$ | 0.821 |
| 最小支架面积（mm$^2$） | $6.88 \pm 2.03$ | $6.79 \pm 2.09$ | 0.534 |
| 组织脱垂面积（mm$^2$） | $0.11 \pm 0.07$ | $0.23 \pm 0.09$ | <0.001 |
| 贴壁不良面积（mm$^2$） | $0.12 \pm 0.36$ | $0.43 \pm 0.51$ | <0.001 |
| 贴壁不良容积（mm$^3$） | $1.95 \pm 5.69$ | $7.73 \pm 7.60$ | <0.001 |
| 腔内血栓,$n$（%） | 0（0.00） | 2（5.9） | 0.154 |
| 远端边缘夹层,$n$（%） | 0（0.00） | 1（3.0） | 0.317 |
| 近端边缘夹层,$n$（%） | 2（6.1） | 10（30.3） | 0.011 |

注：N/A，不适用

## 第三节　FD-OCT 在无保护左主干病变 PCI 术中应用的典型病例

本节将通过典型病例介绍 FD-OCT 在 ULM 病变 PCI 中的应用。

**病例 1**

一例患者突发胸痛伴心肌损伤标志物水平升高，行急诊冠状动脉造影未见明显罪犯病变（图 5-1a），但 FD-OCT 清晰显示 LM 远端至左前降支（left anterior descending，LAD）近端存在大量红色血栓（图 5-1b）。

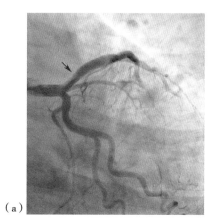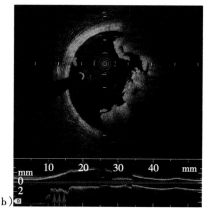

图 5-1　（a）患者胸痛伴心肌损伤标志物水平升高，急诊冠状动脉造影示 LAD 近段存在一处病变（红箭）。（b）FD-OCT 横截面和长轴截面图像示 LAD 近段存在红色血栓（红箭）

**病例 2**

一例患者，既往透析史，行 LM 至 LAD 支架置入，术前和术后冠状动脉造影如图 5-2a 和 5-2b 所示。FD-OCT 发现左主干体部钙化斑块后存在冠状动脉夹层，而 IVUS 检测未能显示此处夹层（图 5-2c），随后于该病变处置入一枚支架。

**病例 3**

一例患者自 LM 至 LAD 置入 EES 后行 FD-OCT 检查，发现 LM 体部支架存在明显贴壁不良（图 5-3a）。行球囊后扩张后，最终支架贴壁良好（图 5-3b）。

FD-OCT 可清晰显示支架小梁，有助于判断分叉病变 PCI 后是否存在支架贴壁不良。

**病例 4**

一例患者自 LM 体部至 LAD 置入支架后拟行球囊对吻扩张（kissing balloon technique，KBT）。FD-OCT 示未行 KBT 时，回旋支（left circumflex，LCX）开口被支架小梁覆盖（图 5-4a）。在 LM-LAD/LCX 行 KBT 后，再次行 FD-OCT 检查，可见 LCX 开口处支架小梁贴壁良好（图 5-4b）。三维（3D）重建清晰显示 KBT 前、后支架小梁贴壁情况（图 5-4c 和 d）。

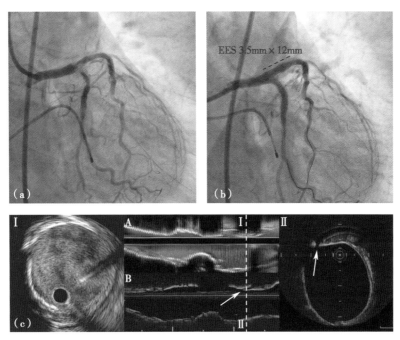

图 5-2　（a 和 b）冠状动脉造影示 LAD 近段存在重度钙化斑块，随后置入 3.5mm×12mm 依维莫司洗脱支架（everolimus-eluting stent，EES）。（c）自 LM 至 LAD 行 FD-OCT 和 IVUS 检查，FD-OCT 可清晰显示 IVUS 未能发现的支架近端夹层。（A）图为 IVUS 长轴视图，图中白色虚线对应横截面图像见图Ⅰ。（B）图为对应 FD-OCT 长轴视图，可见支架近端边缘夹层（白箭），图Ⅱ为对应 FD-OCT 长轴视图中虚线对应 OCT 横截面图像，钙化斑块处存在边缘夹层（白箭）

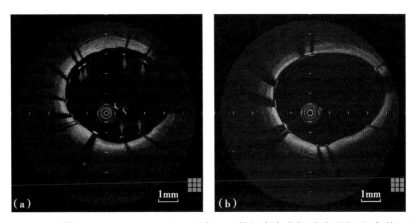

图 5-3　（a）FD-OCT 示置入 EES（3.5mm×23mm）后，LM 体部存在支架贴壁不良（红色箭）。（b）FD-OCT 示非顺应性球囊（4.5mm×10mm）扩张后，支架贴壁良好

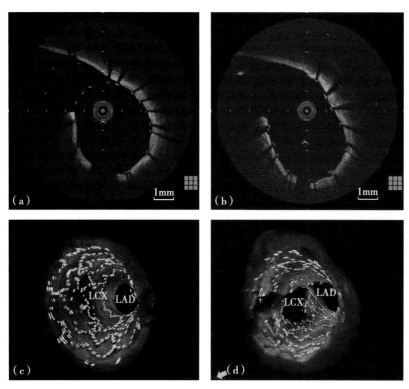

图 5-4　(a)OCT 示于 LM 至 LAD 置入一枚 EES(3.5mm×23mm)后,LCX 开口存在支架贴壁不良。(b)OCT 示 KBT(LM-LAD 3.5mm×23mm/LM-LCX 3.0mm×15mm)后,支架小梁紧邻 LCX 开口,贴壁良好。(c)OCT 3D 重建图像示 LM 分叉处行 KBT 前,LCX 开口被支架小梁覆盖。(d)OCT 3D 重建图像示 LM 分叉处 KBT 后,LCX 开口无支架小梁覆盖

FD-OCT 还可发现冠状动脉造影未发现的地理丢失。

病例 5

一例患者自 LM 至 LAD 置入支架(图 5-5a),行 KBT(图 5-5b)后冠状动脉造影示 KBT 效果良好(图 5-5c);但 FD-OCT 可见 LCX 开口处存在支架小梁(图 5-5d)。

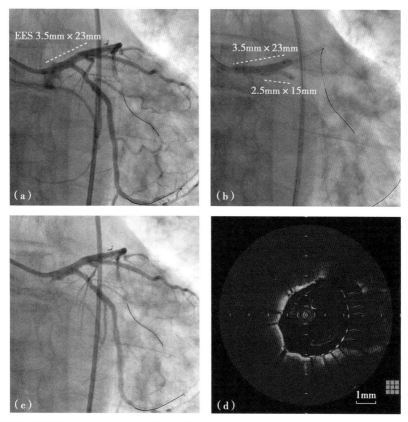

图 5-5 （a）冠状动脉造影示自 LM 至 LAD 置入一枚 EES（3.5mm×23mm）。（b）KBT（LM-LAD 3.5mm×23mm/LM-LCX 2.5mm×15mm）即刻影像。（c）冠状动脉造影示 KBT 效果良好。（d）但 FD-OCT 示 LCX 开口处存在支架贴壁不良

采用 FD-OCT 指导 ULM 病变 PCI 是安全、可行的，但未来仍需大量研究来评估 FD-OCT 对 ULM 病变 PCI 结果的影响。

（孙党辉　刘　洋　译）

## 参考文献

1. Mehilli J et al. Paclitaxel- versus sirolimus-eluting stents for unprotected left main coronary artery disease. *Journal of the American College of Cardiology* 2009;53:1760–8.
2. Capodanno D et al. Percutaneous coronary intervention versus coronary artery bypass graft surgery in left main coronary artery disease: A meta-analysis of randomized clinical data. *Journal of the American College of Cardiology* 2011;58:1426–32.
3. Fitzgerald PJ et al. Final results of the Can Routine Ultrasound Influence Stent Expansion (CRUISE) study. *Circulation* 2000;5:523–30.
4. Oemrawsingh PV et al. Intravascular ultrasound guidance improves angiographic and clinical outcome of stent implantation for long coronary artery stenoses: Final results of a randomized comparison with angiographic guidance (TULIP Study). *Circulation* 2003;1:62–7.
5. Park SJ et al. Impact of intravascular ultrasound guidance on long-term mortality in stenting for unprotected left main coronary artery stenosis. *Circulation Cardiovascular Interventions* 2009;2:167–77.
6. Stefano G et al. Unrestricted utilization of frequency domain optical coherence tomography in coronary interventions. *International Journal of Cardiovascular Imaging* 2013;4:741–52.
7. Yoon JH et al. Feasibility and safety of the second-generation, frequency domain optical coherence tomography (FD-OCT): A multicenter study. *Journal of Invasive Cardiology* 2012;24:206–9.

8. Prati F et al. Angiography alone versus angiography plus optical coherence tomography to guide decision-making during percutaneous coronary intervention: The Centro per la Lotta contro l'Infarto-Optimisation of Percutaneous Coronary Intervention (CLI-OPCI) study. *EuroIntervention* 2012;7:823–9.

9. Fujino Y et al. Frequency-domain optical coherence tomography assessment of unprotected left main coronary artery disease—A comparison with intravascular ultrasound. *Catheterization and Cardiovascular Intervention* 2013;3:173–83.

# 第六章

# OCT 在晚期支架失败中的应用

虽然冠状动脉支架置入技术不断提高和进步,但支架置入后的相关并发症仍是困扰心血管介入医生的重要问题。晚期支架再狭窄和晚期支架内血栓形成(stent thrombosis,ST)是引起晚期支架失败的主要原因。光学相干断层成像(optical coherence tomography,OCT)具有较高分辨率,可精准评估冠状动脉支架置入效果并推测晚期支架失败的原因。基于 OCT 检测结果制定晚期支架失败病变的治疗策略,有助于改善患者预后。

## 第一节 OCT 在支架再狭窄病变处理中的应用

### 一、支架再狭窄的病理基础

新生内膜过度增生是支架置入后早期再狭窄的主要发生机制[1]。支架置入后早期愈合反应包括纤维蛋白沉积、炎性细胞迁移并启动内皮化过程。随后,增殖的平滑肌细胞与细胞外基质共同构成富含胶原蛋白和蛋白聚糖的新生内膜。新生内膜增生是支架置入后 2 年内再狭窄的主要原因。此后,新生内膜进一步增生及新生动脉粥样硬化形成导致支架再狭窄。病理组织学研究显示支架置入血管节段可出现动脉粥样硬化不同阶段表现,如薄纤维帽斑块或破裂斑块等,但钙化斑块较少见[2]。

### 二、支架再狭窄 OCT 分型

根据冠状动脉造影结果,通常可将支架再狭窄分为局限再狭窄、弥漫再狭窄、支架边缘再狭窄和支架内闭塞[3]。基于 OCT 影像,支架再狭窄病变新生内膜根据形态学特点可分为均质新生内膜、分层新生内膜和异质新生内膜(图 6-1)。均质新生内膜中平滑肌细胞和胶原纤维含量高,具有高反射和低衰减特征[4];分层新生内膜表层呈高反射,深层呈低反射;异质新生内膜高反射信号区和低反射信号区呈斑点状分布[5]。同一支架再狭窄病变的不同区域可存在不同性质的新生内膜。

一项前瞻性研究通过 OCT 观察支架置入后不同类型新生内膜特征并探讨其与临床不良事件之间的关系。所有患者于支架置入后 8~9 个月行 OCT 检查并进行平均 31 个月随访,结果显示异质新生内膜、分层新生内膜和均质新生内膜不良事件发生率分别为 13.7%、7.3% 和 2.9%[5]。异质新生内膜病理特征类似于新生动脉粥样硬化早期阶段,可能更易出现病情进展[6]。

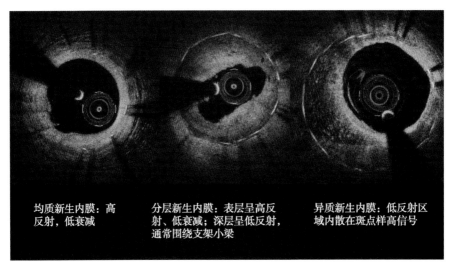

均质新生内膜：高　　　分层新生内膜：表层呈高反　　异质新生内膜：低反射区
反射，低衰减　　　　　射、低衰减；深层呈低反射，　域内散在斑点样高信号
　　　　　　　　　　　通常围绕支架小梁

图 6-1　支架再狭窄病变新生内膜 OCT 分型

OCT 影像中，新生动脉粥样硬化可表现为富脂质斑块、薄纤维帽斑块、斑块破裂或钙化（图 6-2）。裸金属支架（bare-metal stent，BMS）置入后的新生动脉粥样硬化随时间推移逐渐增加并可伴新生血管生成 [7]。药物洗脱支架（drug-eluting stent，DES）内也可出现新生动脉粥样硬化改变，并逐渐进展 [8, 9]。针对第二代 DES 置入术后新生动脉粥样硬化的研究报道仍较少。

OCT 研究发现，新生动脉粥样硬化发生与支架置入时间较长（≥48 个月）、使用 DES 和存在动脉粥样硬化危险因素有关 [10]。新生动脉粥样硬化是导致晚期支架失败的主要原因。有研究发现，晚期靶病变再次血运重建（Target lesion revascularization，TLR）患者支架节段内均含有富脂质新生斑块，且薄纤维帽斑块和斑块破裂发生率均 >50%，提示支架内新生动脉硬化并发斑块破裂是导致 BMS 和 DES 晚期支架失败的常见原因 [9, 11]。

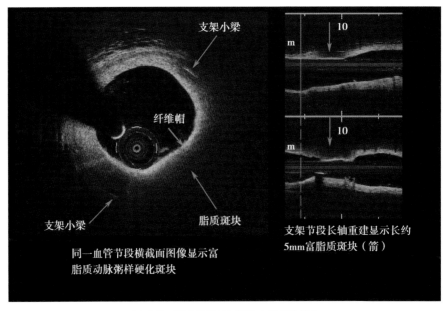

图 6-2　富含脂质的支架内斑块（箭）

### 三、OCT指导支架再狭窄治疗

OCT可清晰显示支架再狭窄病变的空间分布。DES再狭窄通常与操作因素有关,且常发生在支架边缘。图6-3示Taxus支架存在中度偏心性新生内膜增生伴支架远端边缘重度内膜增生。最初PCI时支架未完全覆盖病变导致的地理丢失可能是造成此次支架再狭窄的主要原因。

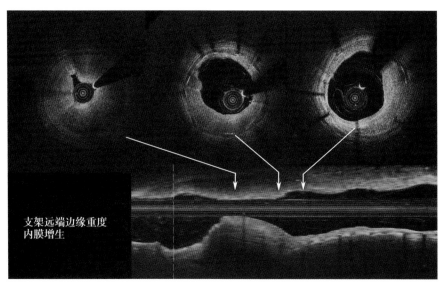

图6-3　支架远端边缘再狭窄

支架膨胀不良是导致支架再狭窄的另一常见原因。OCT可快速测量支架横截面积,比较支架不同横截面的面积差异。图6-4显示支架膨胀不良是导致BMS置入6个月后出现支架置入失败的原因。两支架重叠处最小管腔面积为$4.21mm^2$,而远端和近端管腔面积分别为$6.73mm^2$和$5.80mm^2$。采用非顺应性球囊扩张后,OCT显示两支架重叠处面积增加至$6.2mm^2$。

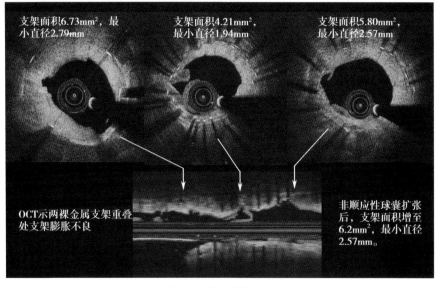

图6-4　支架膨胀不良

对于支架再狭窄，通常先使用顺应性或非顺应性球囊进行预扩张。OCT可指导术者选择合适球囊尺寸、确定扩张部位，避免损伤已愈合良好的新生内膜。图6-5显示切割球囊对支架再狭窄病变的修饰效果。左图示直径2.0mm顺应性和2.75mm非顺应性球囊扩张后行OCT检查提示该部位残存显著新生内膜组织，右图示3.0mm×10mm切割球囊扩张后获得"类支架置入"效果（图6-5）。

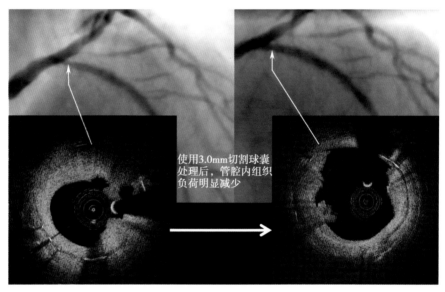

图6-5　切割球囊处理后效果

当病变需进一步处理时，OCT可指导术者选择药物洗脱球囊（drug-eluting balloons，DEB）或进行支架置入。支持使用DEB处理的支架再狭窄OCT影像特点包括：①球囊反复扩张后支架膨胀不良仍持续存在；②原支架大面积覆盖不全（贴壁不良）[14]；③再狭窄血管段存在较大边支；④原支架置入部位已存在多层支架重叠；⑤原支架直径过小。支持使用DES处理的支架再狭窄OCT影像特点包括：①支架内存在大量新生组织，尤其新生组织呈明显新生动脉粥样硬化特征时；②原支架膨胀良好，但嵌入血管壁较深；③原支架置入部位高度成角，支架小梁分布不均；④单纯球囊扩张效果不佳。

## 第二节　OCT指导支架再狭窄病变处理的典型病例

女患，45岁，诊断为心绞痛CCS Ⅲ级，既往糖尿病病史。5年前于LAD置入裸金属支架。两年前心绞痛复发，造影示LAD支架通畅，LCX完全闭塞，于LCX置入两枚裸金属支架。一年前再发心绞痛，造影示LAD支架通畅，LCX近段至OM$_2$重度狭窄，OM$_2$以远完全闭塞（图6-6）。于LCX至OM$_2$置入两枚依维莫司洗脱支架（Promus 2.5mm×12mm和2.75mm×12mm）。

1年后患者症状复发，心绞痛CCS Ⅳ级，造影示LCX支架再狭窄，血流TIMI 2级。使用直径2.0mm球囊扩张后（图6-7），血流TIMI 3级。OCT检查（图6-8）示支架膨胀良好，远端支架管腔面积6.38mm$^2$，体部7.36mm$^2$，近端6.65mm$^2$，存在多种类型新生内膜组织。OM$_1$以远支架再狭窄主要表现为均质新生内膜。LCX近端支架再狭窄表现为环绕支架小梁的低反射、分层新生内膜组织。由于病变处存在多层支架重叠,决定两段病变均采用 3.0mm×15mm Pantera Lux(Biotronik)DEB 进行治疗(图6-9)。最终OCT图像(图6-10)显示支架内仅有少量组织残留,管腔面积明显扩大。

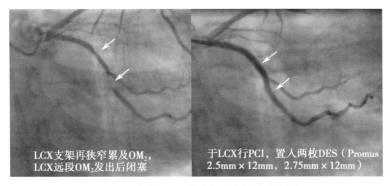

图 6-6　使用 DES 治疗裸金属支架再狭窄

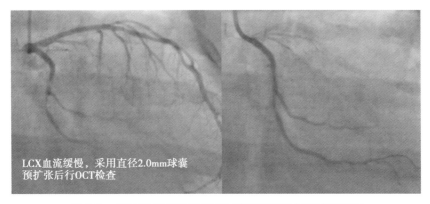

图 6-7　OCT 检查前使用 PTCA 球囊处理反复再狭窄病变

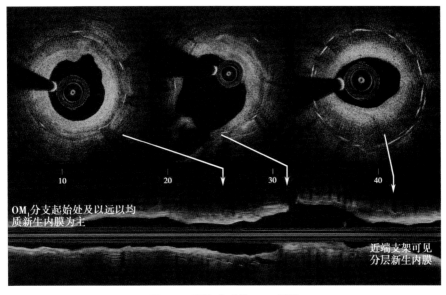

图 6-8　预扩张后的 OCT 影像

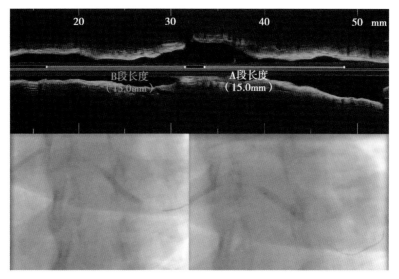

图 6-9　DEB 治疗

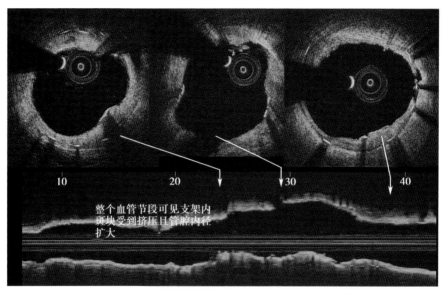

图 6-10　DEB 治疗后 OCT 图像

## 第三节　OCT 在支架内血栓处理中的应用

### 一、支架内血栓形成发病率及病因

冠状动脉支架内急性血栓形成常可导致 ST 段抬高型心肌梗死（ST-elevation myocardial infarction，STEMI），具有较高致死率[15]。随着第二代 DES 支架平台的改进及新型抗血小板药物应用，支架内血栓发生率明显下降。2012～2013 年的一项研究发现，晚期或极晚期支架内血栓致 STEMI 发生率为 8.0%，而 Brodie 等[16] 研究发现，STEMI 患者支架内血栓发生率随着时间推移逐渐增加。

根据支架置入时间可将支架内血栓形成分为急性（<1 天）、亚急性（1～30 天）、晚期（30 天～1 年）和极晚期（>1 年）。支架内血栓形成常为多种因素共同作用的结果，包括患者相关因素、服药依从性、与外科手术或肿瘤相关的炎症状态以及支架内部病理状态等。急性或亚急性支架内血栓形成原因和病理机制容易识别（如机械或药物相关因素），但晚期或极晚期支架内血栓形成的原因和机制则较难判断。约三分之二的支架内血栓形成发生在支架置入晚期[17]。在 DESERT 研究中，绝大多数（75%）的支架内血栓事件发生于支架置入 1 年后，持续整个随访期间（最长随访 7.3 年）[18]。

### 二、OCT 在识别晚期或极晚期支架内血栓病理改变中的价值

通过尸检和在体 IVUS、OCT 检查发现，晚期支架内血栓形成基本病理改变可分为两种类型：支架小梁未被组织完全覆盖（组织覆盖不全）[19] 和支架内新生动脉粥样硬化[20]。

根据支架小梁相对血管壁位置，可将组织覆盖不全分为三种情况：

1. 支架内皮化不全：这种情况多见于早年的支架置入术后，支架往往膨胀且贴壁良好，但未被组织覆盖的支架小梁处（即内皮化延迟）可见血栓形成。此种血栓形成主要是由于抗增殖药物不良反应所致[21]。尽管 OCT 分辨率不足以观察单层内皮细胞，但可轻松发现组织覆盖度较低的支架小梁（因其表面缺乏新生内膜且边缘清晰）。在第二代 DES 时代，这种情况更常见于早期支架内血栓形成（<30 天），多是由于过早停用双联抗血小板治疗药物所致，但由于第二代 DES 内皮化更充分，因内皮化不全引起的晚期支架内血栓形成相对少见。

2. 持续贴壁不良：这种情况多是由于支架置入时未充分贴壁，未充分贴壁处即后期血栓形成部位。由于支架贴壁不良持续存在，支架小梁与血管壁间存在较大间隙（通常 >300μm），随时间推移贴壁不良仅能轻微改善[22]。OCT 常可见贴壁不良处支架小梁后存在间隙，间隙内充满血液，常伴有血栓，并可在支架后延展。

3. 获得性贴壁不良：是指支架置入时支架膨胀和贴壁良好，但在支架置入晚期出现的一种贴壁不良现象，可由多种因素导致：①急诊 PCI 时，支架即刻膨胀和贴壁良好，但随着支架金属梁后血栓溶解，支架小梁和血管壁间出现间隙；② DES 置入后，血管正性重构、细胞毒性药物及聚合物超敏反应导致血管瘤样扩张；③出现冠状动脉外褶（coronary evagination），为指状的局限性动脉瘤[23]。我们通过 3D OCT 发现，冠状动脉外褶为支架单元内血管壁的断层式凹陷。冠状动脉外褶在第一代 DES 的发生率比第二代 DES 多 10 倍[23, 24]。与持续性贴

壁不良不同，获得性贴壁不良处血管直径常大于近端或远端参考节段血管直径。观察 OCT 长轴图像有助于理解支架相对于血管壁的关系，并区分这两种情况。获得性贴壁不良处支架金属梁常无组织覆盖，易附着血栓。

支架内血栓形成另一原因是新生动脉粥样硬化斑块破裂或侵蚀导致的急性血栓形成 [2, 19, 25]。当支架内皮化良好时，血栓来源于暴露的坏死脂质核或斑块侵蚀。新生动脉粥样硬化是新生内膜增生的继发事件，除平滑肌增殖外，还可发生脂质沉积、钙化和斑块内血管生成，类似于原发冠状动脉粥样硬化斑块。典型新生动脉粥样硬化的 OCT 影像表现为边缘模糊、内部混杂不均的强衰减信号区域，边界模糊信号衰减区域提示脂质池，边缘清晰信号衰减区域提示钙化沉积 [26]。斑块破裂有时可表现为新生内膜纤维帽上与脂质池相通的裂隙 [27]。斑块破裂可自发发生，也可以是支架断裂的结果。与支架贴壁不良所致支架内血栓形成多发生于 PCI 术后早期不同，新生动脉粥样硬化引发的支架内血栓形成更多出现在支架置入晚期 [28]。

发生支架内血栓形成时，以上多种病理过程可同时存在。血栓的存在表明该处是出现相应临床表现的罪犯病变。

### 三、OCT 能够指导晚期或极晚期支架内血栓治疗吗？

DESERT 注册研究发现支架内血栓形成后不良临床事件风险升高，住院期间死亡率为 3.8%，而出院后 12 个月内 MACE 发生率为 16.4%，死亡率为 2.8%[18]。在包括急性和亚急性支架内血栓形成的注册研究（Dutch Stent Thrombosis Registry）中，1 年死亡率更高达 10.7%[17]。Kubo 及 Armstrong 等报道支架内血栓形成复发率为 10.7%，TLR 率为 40%[29-30]。

支架内血栓形成具有不同病因，OCT 可协助了解发病机制并指导治疗。通常主张在血栓抽吸术或小直径球囊（<2.0mm）扩张后常规行 OCT 检查。对于急性支架内血栓形成患者，恢复血流是首要目标，血流恢复后也应进行诊断性影像学检查。血栓负荷过重时由于伪影存在，可能妨碍获得目标血管段的最佳腔内影像。反复血栓抽吸有助于提高图像质量。OCT 导管可手动回撤或用力注射对比剂自动回撤，必要时还可将回撤范围仅限定于支架段内或术者感兴趣的血管段。

对支架内血栓形成急性期 OCT 检查结果的解读应谨慎，尤其是对血栓及其来源的判定。术者需着重关注以下关键问题：①支架膨胀及贴壁是否良好；②血栓是否来自支架小梁内膜未覆盖区域；③是否存在明显新生动脉粥样硬化。如前述病例所示，OCT 可直观区分支架内新生动脉粥样硬化和支架贴壁不良。

对于晚期和极晚期支架内血栓形成的治疗策略，目前尚无一致意见。一项注册研究显示 60%～70% 患者接受再次支架置入术，而其余患者仅接受球囊扩张治疗 [31]。OCT 研究结果显示，过多置入支架非但不能改善支架内血栓形成，反而会增加支架内血栓形成的再次发生风险。存在支架贴壁不良时，主张积极球囊扩张以改善支架贴壁情况，并使用糖蛋白 IIb/IIIa 受体拮抗剂进行积极抗血栓治疗以减少残余血栓负荷。OCT 有助于指导球囊选择以优化支架膨胀及贴壁。但是，当发生支架内新生动脉粥样硬化斑块破裂时，首选置入另一枚支架以覆盖夹层并获得更大管腔。

总之，OCT 有助于确定晚期或极晚期支架内血栓形成的潜在病理学变化。尽管目前尚缺乏支持 OCT 指导 PCI 治疗的临床数据，但这一策略值得尝试。在晚期或极晚期支架内血栓形成高复发风险患者中, OCT 可指导策略选择——如 OCT 显示为新生动脉硬化应行支架置入; 如为支架贴壁不良则应行积极地球囊扩张。

（孔一慧　殷双丽　译）

## 参考文献

1. Buja LM. Vascular responses to percutaneous coronary intervention with bare-metal stents and drug-eluting stents: A perspective based on insights from pathological and clinical studies. *Journal of the American College of Cardiology* 2011;57(11):1323–6.
2. Nakazawa G et al. The pathology of neoatherosclerosis in human coronary implants bare-metal and drug-cluting stents. *Journal of the American College of Cardiology* 2011;57(11):1314–22.
3. Mehran R et al. Angiographic patterns of in-stent restenosis: Classification and implications for long-term outcome. *Circulation* 1999;100(18):1872–8.
4. Nakano M et al. Ex vivo assessment of vascular response to coronary stents by optical frequency domain imaging. *JACC Cardiovascular Imaging* 2012;5(1):71–82.
5. Kim JS et al. Long-term outcomes of neointimal hyperplasia without neoatherosclerosis after drug-eluting stent implantation. *JACC Cardiovascular Imaging* 2014;7(8):788–95.
6. Sakakura K, Joner M, Virmani R. Does neointimal characterization following DES implantation predict long-term outcomes? *JACC Cardiovascular Imaging* 2014;7(8):796–8.
7. Takano M et al. Appearance of lipid-laden intima and neovascularization after implantation of bare-metal stents extended late-phase observation by intracoronary optical coherence tomography. *Journal of the American College of Cardiology* 2009;55(1):26–32.
8. Kim JS et al. Quantitative and qualitative changes in DES-related neointimal tissue based on serial OCT. *JACC Cardiovascular Imaging* 2012;5(11):1147–55.
9. Kang SJ et al. Optical coherence tomographic analysis of in-stent neoatherosclerosis after drug-eluting stent implantation. *Circulation* 2011;123(25):2954–63.
10. Yonetsu T et al. Predictors for neoatherosclerosis: A retrospective observational study from the optical coherence tomography registry. *Circulation Cardiovascular Imaging* 2012;5(5):660–6.
11. Kang SJ et al. OCT-verified neoatherosclerosis in BMS restenosis at 10 years. *JACC Cardiovascular Imaging* 2012;5(12):1267–8.
12. Alfonso F et al. A randomized comparison of drug-eluting balloon versus everolimus-eluting stent in patients with bare-metal stent-in-stent restenosis: The RIBS V Clinical Trial (Restenosis Intra-stent of Bare Metal Stents: Paclitaxel-eluting Balloon vs. Everolimus-eluting Stent). *Journal of the American College of Cardiology* 2014;63(14):1378–86.
13. Byrne RA et al. Paclitaxel-eluting balloons, paclitaxel-eluting stents, and balloon angioplasty in patients with restenosis after implantation of a drug-eluting stent (ISAR-DESIRE 3): A randomised, open-label trial. *Lancet* 2013;381(9865):461–7.
14. Adriaenssens T et al. Optical coherence tomography study of healing characteristics of paclitaxel-eluting balloons vs. everolimus-eluting stents for in-stent restenosis: The SEDUCE (Safety and Efficacy of a Drug elUting balloon in Coronary artery rEstenosis) randomised clinical trial. *EuroIntervention* 2014;10(4):439–48.
15. Claessen BE et al. Stent thrombosis: A clinical perspective. *JACC Cardiovascular Interventions* 2014;7(10):1081–92.
16. Brodie BR et al. ST-segment elevation myocardial infarction resulting from stent thrombosis: An enlarging subgroup of high-risk patients. *Journal of the American College of Cardiology* 2012;60(19):1989–91.
17. van Werkum JW et al. Predictors of coronary stent thrombosis: The Dutch Stent Thrombosis Registry. *Journal of the American College of Cardiology* 2009;53(16):1399–409.
18. Waksman R et al. Correlates and outcomes of late and very late drug-eluting stent thrombosis: Results from DESERT (International Drug-Eluting Stent Event Registry of Thrombosis). *JACC Cardiovascular Interventions* 2014;7:1093–102.
19. Guagliumi G et al. Examination of the in vivo mechanisms of late drug-eluting stent thrombosis: Findings from optical coherence tomography and intravascular ultrasound imaging. *JACC Cardiovascular Interventions* 2012;5(1):12–20.
20. Finn AV, Otsuka F. Neoatherosclerosis: A culprit in very late stent thrombosis. *Circulation Cardiovascular Interventions* 2012;5(1):6–9.
21. Kotani J et al. Incomplete neointimal coverage of sirolimus-eluting stents: Angioscopic findings. *Journal of the American College of Cardiology* 2006;47(10):2108–11.
22. Inoue T et al. Impact of strut-vessel distance and underlying plaque type on the resolution of acute strut malapposition: Serial optimal coherence tomography analysis after everolimus-eluting stent implantation. *International Journal of Cardiovascular Imaging* 2014;30(5):857–65.
23. Räber L et al. Long-term vascular healing in response to sirolimus- and paclitaxel-eluting stents: An optical coherence tomography study. *JACC Cardiovascular Interventions* 2012;5(9):946–57.
24. Radu MD et al. Coronary evaginations are associated with positive vessel remodelling and are nearly absent following implantation of newer-generation drug-eluting stents: An optical coherence tomography and intravascular ultrasound study. *European Heart Journal* 2014;35(12):795–807.
25. Nakazawa G. Stent thrombosis of drug eluting stent: Pathological perspective. *Journal of Cardiology* 2011;58(2):84–91.

26. Takano M et al. Appearance of lipid-laden intima and neovascularization after implantation of bare-metal stents extended late-phase observation by intracoronary optical coherence tomography. *Journal of the American College of Cardiology* 2009;55(1):26–32.

27. Prati F et al. Expert review document on methodology, terminology, and clinical applications of optical coherence tomography: Physical principles, methodology of image acquisition, and clinical application for assessment of coronary arteries and atherosclerosis. *European Heart Journal* 2010;31(4):401–15.

28. Yonetsu T et al. Comparison of incidence and time course of neoatherosclerosis between bare metal stents and drug-eluting stents using optical coherence tomography. *American Journal of Cardiology* 2012;110(7):933–9.

29. Kubo S et al. Comparison of long-term outcome after percutaneous coronary intervention for stent thrombosis between early, late, and very late stent thrombosis. *Circulation Journal* 2014;78(1):101–9.

30. Armstrong EJ et al. Predictors and outcomes of recurrent stent thrombosis: Results from a multicenter registry. *JACC Cardiovascular Interventions* 2014;7(10):1105–13.

31. Yeo KK et al. Contemporary clinical characteristics, treatment, and outcomes of angiographically confirmed coronary stent thrombosis: Results from a multicenter California registry. *Catheterization and Cardiovascular Interventions* 2012;79(4):550–6.

# 第七章

# OCT 评估自发性冠状动脉夹层

## 第一节　自发性冠状动脉夹层

### 一、流行病学

自发性冠状动脉夹层（Spontaneous coronary artery dissection，SCAD）是导致急性心肌缺血、心肌梗死和心源性猝死的重要病因，以女性多发。1931 年 Pretty 等 [1] 首次通过尸检提出 SCAD 概念，1973 年 Forker 等 [2] 描述了冠状动脉造影时血管腔外对比剂染色现象，首次从影像学报道 SCAD。回顾性注册研究显示冠状动脉造影时 SCAD 发生率为 0.07%～1.1%[3-6]。既往资料显示 SCAD 分别占急性冠状动脉综合征（acute coronary syndrome，ACS）和心源性猝死病因的 0.1%～4% 和 0.4%[5, 7]。Vanzetto 等 [3] 发现 SCAD 在 <50 岁女性患者中发病率更高，占肌钙蛋白阳性 ACS 患者的 8.7%。回顾性分析显示，<50 岁接受冠状动脉造影检查女性患者中 24% 存在造影可见的 SCAD[1, 8]。总之，SCAD 实际发病率较先前报道的更高，但真实世界人群 SCAD 发病率目前尚不清楚。

既往文献低估 SCAD 发病率的原因可能有以下几点：首先，小部分 SCAD 合并心脏骤停患者在入院前已死亡；其次，动脉粥样硬化性冠状动脉夹层新近才被纳入 SCAD，其机制与非动脉粥样硬化性 SCAD 明显不同，影响了对 SCAD 发病率的计算；最后，由于 SCAD 临床症状和造影表现复杂多样，部分 SCAD 患者被误诊为其他疾病。

通过对更大量 SCAD 患者冠状动脉造影数据的回顾分析，我们和其他一些研究者发现 SCAD 为年轻女性发生 ACS 的主要病因之一 [9-11]。来自梅奥医学中心的一项回顾性单中心队列研究纳入 87 例经冠状动脉造影确诊 SCAD 患者，其中 82% SCAD 患者为女性，平均年龄 43 岁，49% 患者最初诊断为 STEMI，随访期间（47 个月）17% 患者再次发生 SCAD，预计 10 年 SCAD 复发率约为 29%，提示 SCAD 患者需长期密切随访 [10]。马德里前瞻性队列研究对 45 例接受保守治疗 SCAD 患者（多为年龄 <50 岁女性急性心肌梗死）进行 6 年以上随访，造影显示这些患者存在长度 >20mm 的弥漫性狭窄（2 型 SCAD，见下文）比内膜片撕裂或血管壁内对比剂滞留更常见 [9]，且超过 50% 行保守治疗的 SCAD 患者在造影随访时发现病变愈合，提示该疾病存在自然病程，可保守治疗。

我们最近一项研究分析了 168 例 SCAD 患者，其中 92% 为女性患者（62% 为绝经后），平均年龄 52 岁，67% 患者造影表现为弥漫性狭窄（2 型 SCAD），72% 患者存在肌纤维发育不良（fibromuscular dysplasia，FMD）。冠状动脉造影随访发现 79 例 SCAD 患者病变"愈合"，证实多数患者可选择保守治疗策略。总之，SCAD 是导致女性 ACS 的重要病因，在临床鉴别诊断中应予以重视[11]。

## 二、病因

SCAD 是由于非创伤性和非医源性损伤引起冠状动脉壁内出血，继发血管壁撕裂及假腔形成。夹层可位于内膜 - 中膜或中膜 - 外膜间，伴或不伴夹层内膜片[12]。壁内血肿（Intramural hematoma, IMH）可阻塞或压迫血管真腔，导致心肌缺血甚至心肌梗死。

SCAD 发病机制有两种假说：一种观点认为是内膜撕裂导致中膜出血、夹层及假腔形成；另一种观点认为中膜滋养层血管破裂导致自发性 IMH[13]。

SCAD 是一种多因素疾病，具有一定动脉病变基础，并有应激因素参与。根据动脉病变基础，可将 SCAD 笼统地分为动脉粥样硬化性 SCAD（A-SCAD）和非动脉粥样硬化性 SCAD（NA-SCAD）[11]。动脉粥样硬化内膜破裂可导致 SCAD，但中膜萎缩和瘢痕形成可限制夹层范围进一步扩大[14]。NA-SCAD 易感因素包括围产期动脉病（可能为激素释放和孕期血流动力学变化所致）、既往多次妊娠史[15]、结缔组织病（如马凡氏综合征、洛伊 - 迪茨综合征、Ⅳ 型埃勒斯 - 当洛综合征、中膜囊性坏死、α1 抗胰蛋白酶缺乏和多囊肾病）、系统性炎症疾病（如系统性红斑狼疮、克罗恩病、溃疡性结肠炎、多发动脉炎、肉瘤病、许尔 - 施特劳斯综合征、韦格纳肉芽肿、类风湿关节炎、川崎病、巨细胞动脉炎和乳糜泻）、冠状动脉痉挛和特发性动脉病等[11]。

由于 SCAD 多见于女性，推测激素很可能参与 SCAD 发病过程。既往病例报告显示 SCAD 与妊娠和口服避孕药史密切相关[16, 17]。近年研究认为雌激素水平升高和妊娠为 SCAD 重要致病因素，但具体机制尚不清楚[11, 18]。

突发应激会增加血管局部剪切力，导致易损血管节段出现 SCAD。目前已知能够引起 SCAD 的相关应激事件主要包括剧烈运动、强烈情感刺激、劳力和分娩、剧烈 Valsalva 样动作（如干呕、呕吐、排便和咳嗽）、使用拟交感神经药物（如可卡因、苯丙胺类和甲基苯丙胺）和强效激素治疗（如 β- 人绒毛膜促性腺激素注射）。我们研究发现超过半数 SCAD 患者存在突发应激事件[11]。

易感因素是 SCAD 研究的热点，我们最近报道了一项大型 SCAD 队列研究，并确定若干易感因素，包括肌纤维发育不良（72%）、特发性动脉病（20.1%）和激素治疗（10.7%）等[11]。

## 三、肌纤维发育不良

肌纤维发育不良（Fibromuscular dysplasia, FMD）指发生于小 - 中动脉的节段性、非动脉粥样硬化性、非炎症性血管病变，常累及血管壁全层。根据组织形态学可分为内膜纤维组织形成、中膜纤维组织形成（造影呈串珠样表现）、中膜外纤维组织形成和外膜纤维组织形成[19, 20]。病例报告显示主动脉壁超微结构严重破坏、平滑肌细胞增生、外膜胶原沉积及弹性板层解剖边界消失均可导致管腔严重阻塞。1987 年有学者首次报道了冠状动脉 FMD 相关 SCAD 尸检病例[19]。随后的一些病例报告显示，冠状动脉 FMD 是 SCAD 主要易感因素[11, 19, 21-27]。IVUS 和 OCT 检测可见细胞增生和胶原沉积（图 7-1），与 FMD 病理学表现一致[24]。

FMD 的典型冠状动脉造影表现为串珠样改变，但相对少见[28]，造影通常显示为正常冠状动脉，有时也可见弥漫性狭窄、管状狭窄和扩张表现。继发于 FMD 的 SCAD 患者造影常呈 SCAD 典型急性表现（见下文描述），但当夹层愈合、IMH 吸收后造影可表现为正常。

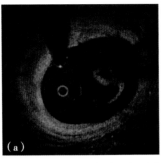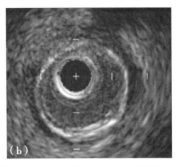

图 7-1　**可疑冠状动脉 FMD 患者冠状动脉腔内影像学表现**　(a) 一例患者 OCT 影像示 6 点～2 点间存在较厚纤维内膜 - 中膜层，较深层暗色区域提示可能存在增生。(b) 另一例患者 IVUS 显示环状明亮的双层纤维内膜层或内弹力膜，被增厚的无回声中膜层所包绕

　　冠状动脉 FMD 诊断仍十分困难，FMD 和 SCAD 相关性的证据多来自于冠状动脉造影时偶然发现的肾动脉和髂股动脉 FMD。我们团队首次报道了 SCAD 患者并发 FMD[26, 29]。我们另一项纳入 50 例 SCAD 患者的队列研究发现，86% 患者同时伴有肾脏、髂股动脉或脑血管 FMD[8]，显示 SCAD 与外周动脉 FMD 发生具有相关性，这与既往报道结果一致 [10]。我们后期纳入更多 SCAD 患者的研究发现，在 168 例患者中，72% 的 SCAD 患者同时存在 FMD[11]。基于以上数据，推测既往诊断为特发性 SCAD 的患者可能存在未诊断的 FMD。

## 四、SCAD 造影特征

　　传统冠状动脉造影能够清晰显示冠状动脉血管管腔二维结构，有助于对急性心肌缺血患者快速明确诊断，但无法区分冠状动脉血管壁各层组织结构。因此，冠状动脉造影诊断 SCAD 有赖于术者对冠状动脉造影影像细节的把握，对血管壁特征和狭窄特点的细致分析是鉴别 IMHs 和其他原因所致冠状动脉狭窄的关键。造影前应用血管扩张剂有助于排除由于痉挛导致的血管狭窄。由于 SCAD 患者冠状动脉普遍较"脆"，冠状动脉造影时应特别小心，避免导管嵌顿、过度深插和暴力推注对比剂等。

　　由于 SCAD 治疗策略显著有别于其他病因所致冠状动脉狭窄，故早期识别是否存在 SCAD 对于 ACS 患者治疗策略选择至关重要。冠状动脉造影仍然是疑诊 SCAD 患者明确诊断的首选方法。SCAD 的冠状动脉造影特殊表现包括多个可透射线的线样影、假腔形成、对比剂滞留和排空延迟，且伴有内膜撕裂。根据冠状动脉造影特征，Saw 等 [30] 将 SCAD 分型如下：1 型，冠状动脉造影可见明确的内膜撕裂及对比剂滞留（图 7-2）；2 型，血肿压迫冠状动脉导致冠状动脉管腔弥漫变细，常见于冠状动脉中远段，典型表现为管径突然变细，变细的血管段通常长度较长（多 >20mm），平滑均匀，为最常见 SCAD

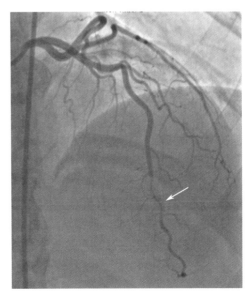

图 7-2　**1 型 SCAD（Saw 分型）冠状动脉造影表现**　LAD 远段出现动脉壁对比剂染色（箭）

类型，约 2/3 的 SCAD 均为此型[11]（图 7-3）；3 型，管腔狭窄，呈类动脉粥样硬化表现，在冠状动脉造影时难以与动脉粥样硬化狭窄相区分，需联合冠状动脉腔内影像学检查进行诊断（图 7-4）。

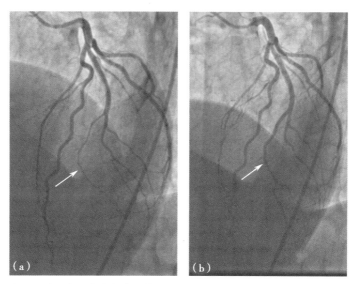

图 7-3　2 型 SCAD（Saw 分型）冠状动脉造影表现　（a）位于粗大对角支中 - 远段的 SCAD（箭）。（b）一年后再次造影，对角支 SCAD 自行愈合（箭）

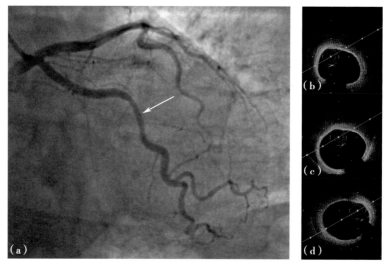

图 7-4　3 型 SCAD（Saw 分型）冠状动脉造影表现　（a）造影示 LCX 中段 60% 狭窄（箭），但 OCT 提示存在 IMH。（b）7 点至 4 点位置存在被 IMH 填充的新月形假腔。（c）新月形假腔伴 IMH，假腔内血液凝固导致反射强度不均，7 点至 3 点范围内可见 IMH。（d）8 点至 1 点位置可见薄新月形 IMH，此处为夹层边缘

## 五、SCAD 冠状动脉腔内影像学表现

冠状动脉造影最大缺点在于无法准确识别冠状动脉血管壁各层组织结构，故对 SCAD 诊断精准度较低[5, 6]。冠状动脉腔内影像学技术，包括血管内超声（intravascular ultrasound，

IVUS)[13]和 OCT[31]，可直接评估动脉壁超微结构和内膜 - 中膜结构。IVUS 空间分辨率为150μm，评估内膜撕裂准确性较差，但组织穿透性较强，较易诊断 IMH，根据血肿形成时间、有无伴随血栓以及对比剂混合情况不同呈现为内膜 - 中膜后不同强度回声[32]。OCT 可通过组织内光学背散射得到血管壁的清晰图像，且分辨率可达 10～15μm[33, 34]。由于分辨率更高，OCT 对于 SCAD 诊断准确性更好，并可较好区分 IMH、富脂质斑块和钙化斑块[31, 35, 36]，确定内膜撕裂和夹层破口位置。OCT 成像中，纤维组织和胶原区域较为明亮（强反射），而平滑肌细胞增生或血肿区域较为灰暗（低反射）[24, 35]。

## 第二节　OCT 在自发性冠状动脉夹层诊断和治疗中的作用

### 一、OCT 在 SCAD 诊断中的作用

OCT 的出现显著提高了 SCAD 患者诊断的准确性，特别有助于诊断 Saw 分型中的非 1 型冠状动脉造影表现的 SCAD。OCT 是一种利用光学反射原理进行血管腔内检查的新型技术，1991 年首次使用，现已广泛应用于诊断多种疾病[37]。OCT 针对目标释放波长 1 250～1 350nm 的近红外光，生成具有极高分辨率的图像（轴向分辨率 10μm、横向分辨率 20μm），能够全面评估冠状动脉解剖和病理变化。

冠状动脉造影诊断 SCAD 的局限于前文已述。Alfonso 等[31]报道 11 例 OCT 确诊的 SCAD 患者，仅 3 例在冠状动脉造影时可见撕裂的内膜片。近期发表的一系列病例报告证实，仅有不足 30% 的 SACD 患者冠状动脉造影表现为典型 1 型 SCAD 造影特征[11]。既往 SCAD 诊断率不足主要原因是缺乏合适的冠状动脉腔内影像学检查手段及临床认知不足。单纯冠状动脉造影极易忽略 2 型和 3 型 SCAD。

OCT 对于疑诊 SCAD 患者诊断具有重要价值[31, 35, 38, 39]，可迅速识别 IMH、双腔和位于内膜 - 中膜处夹层内膜片（图 7-5）。Alfonso 等[31]纳入 17 例冠状动脉造影疑似 SCAD 患者，行 OCT 检查，确诊 11 例 SCAD（82% 为女性，平均 48 岁）。11 例患者均存在双腔特征，但仅有 3 例患者可见明显内膜片和破裂口。其余患者仅有 IMH，但不伴内膜片。11 例患者真、假腔内均存在血栓，且内膜相对增厚（348±84μm），最薄处为内膜撕裂边缘[31]。OCT 还可精确评估受累血管长度、血管壁厚度、夹层撕裂分布、血管腔压迫程度、边支血管受累和血栓形成情况，并确认内膜破裂口，对冠状动脉介入治疗具有极大帮助。

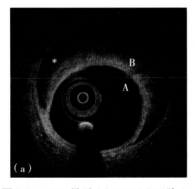
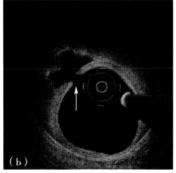

图 7-5　OCT 显示（a）IMH（*）双腔（A，真腔；B，假腔）和（b）内膜撕裂（箭）

由于大部分 SCAD 患者可采取保守治疗,而不必接受经皮冠状动脉介入治疗(percutaneous coronary intervention,PCI),因此 OCT 使用的主要目的是明确诊断,故检查时 OCT 导管无需完全通过夹层段,只需将 OCT 成像导管头端置于疑似夹层段起点,对实时图像进行分析,即可确认是否存在 IMH。如果 OCT 导管未嵌顿,推注对比剂激活 OCT 导管自动回撤。

在本中心 SCAD 诊断流程中(图 7-6),所有疑诊 SCAD 患者均应行冠状动脉造影检查。仅 1 型 SCAD 患者可由单纯冠状动脉造影检查确诊,其他不具有 SCAD 特异性造影表现患者均推荐行 OCT 或 IVUS 进一步评估。2 型 SCAD 表现患者应首先于冠状动脉内给予硝酸甘油排除冠状动脉血管痉挛可能。如仍无法明确诊断,应行腔内影像学检查,或在 4~6 周后再次行冠状动脉造影检查,SCAD 患者冠状动脉通常可见血管修复表现。单纯冠状动脉造影无法区分 3 型 SCAD 和动脉粥样硬化,应行冠状动脉腔内影像学检查[30]。

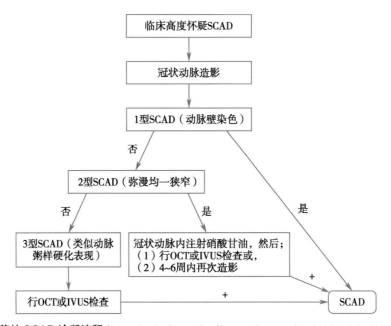

图 7-6　**推荐的 SCAD 诊断流程**(Saw, J., Catheter. Cardiovasc. Interv., 84,1115-1122,2014. 转载许可)

## 二、OCT 在指导 SCAD PCI 中的应用

SCAD 患者 PCI 对术者技术要求较高,一旦导丝进入假腔存在进一步撕裂夹层的风险,如将冠状动脉支架置入假腔内,将造成严重不良后果。OCT 提供了传统冠状动脉造影检查所不具有的独特解剖学和形态学视角,可直接观察导丝在管腔中位置,确定内膜破裂口,评估 IMH 范围,指导选择支架尺寸、长度和释放位置。此外,OCT 还可快速评估支架贴壁情况(图 7-7a),降低支架贴壁不良致晚期支架内血栓形成发生风险。IMH 吸收和夹层愈合后出现的获得性支架贴壁不良,可使晚期支架内血栓形成风险进一步增加(图 7-7b)。

OCT 技术的最主要局限是成像时需要建立无血液环境,而撕裂内膜片十分脆弱,极易进一步延展。有学者认为,即使使用非常小剂量和力量进行对比剂推注,也可产生相当大的液压冲击力,导致夹层轴向延伸和阻断远端血流。然而上述风险仅理论上存在,在小样本 SCAD 患者腔内影像学队列研究中,并未观察到压力相关夹层导致的并发症[40]。OCT 检

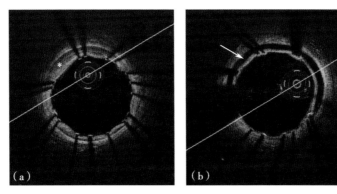

图 7-7　（a）支架置入后即刻 OCT 影像，可见 IMH（＊）。（b）2 周后，IMH 吸收，OCT 影像提示出现获得性支架贴壁不良

查另一局限是组织穿透力较弱（1～2.5mm），无法显示夹层和 IMH 处血管全层，假腔中巨大的红色血栓影可能会影响成像质量，但以上局限不应成为限制 OCT 在 PCI 中应用的理由。

IVUS 是另一种临床常用的冠状动脉腔内影像学技术，其通过发射超声波，利用反射原理将电信号转化为图像信号。但 IVUS 分辨率（轴向分辨率 150μm）远低于 OCT。2002 年 Marhara 等 [41] 首次应用 IVUS 成功确诊 5 例无典型造影表现且不伴内膜撕裂的 IMH 相关中膜夹层患者，证实了 IVUS 诊断 SCAD 的有效性。Arnold 等 [32] 应用 IVUS 诊断了 4 例 SCAD 患者，同样证实 IVUS 对 SCAD 的临床诊断价值。总之，IVUS 有助于确认 IMH 和血管双腔的存在，确定血管真腔和管腔受压情况，但与 OCT 相比，IVUS 显示内膜撕裂能力较弱。

IVUS 和 OCT 在 SCAD 诊断方面可相互补充。OCT 分辨率较高，但组织穿透性较差，不能评估夹层处血管壁全层，血管外层结构常无法清晰显示。IVUS 具有较高组织穿透力（10mm），可评估外弹力膜和夹层处血管全层，包括管腔粗大和存在红色血栓的冠状动脉 [38]。Paulo 等在一项前瞻性研究中纳入行 IVUS 和 OCT 联合检查的 SCAD 患者，证实 OCT 在识别内膜破裂和血管内血栓形成方面具有优势。OCT 较易发现假腔和 IMH，但由于其穿透力不足且易受 IMH 阴影干扰，不易确定 IMH 深度和长度，如同时行 IVUS，较易识别不均匀回声的假腔血栓，并提供较长病变和较大假腔血管全层图像，弥补 OCT 检查不足 [42，43]。Poon 等 [43] 也证实了联合应用 IVUS 和 OCT 对于 PCI 的指导价值，但由于两项检查同时进行花费较高，大多数临床中心并不同时使用。

## 第三节　自发性冠状动脉夹层管理

由于缺乏随机研究，现阶段 SCAD 患者最佳管理和药物治疗均来自于临床医生经验的总结。除临床病例报告外，关于 SCAD 患者血运重建标准和方法证据十分有限。由于一系列病例报告支持 SCAD 存在自然病程，因此，大部分病例采取保守治疗 [9-11]。我们提出了基于临床特点的 SCAD 患者简易管理流程（图 7-8）[11]，急性心肌缺血和血流动力学不稳定的 SCAD 患者需行血运重建，大血管近段夹层且存在进行性缺血或 TIMI 血流下降的 SCAD 患者可行 PCI；左主干或多支大血管近段夹层，特别是血流动力学受影响患者，应行冠状动脉搭桥术（coronary artery bypass graft, CABG）。但有报道显示, IMH 修复和冠状动脉血流恢复后, 可发生移植桥血管无血流, 推测其可能机制为原位血管血流恢复后的竞争所致[10, 11]。

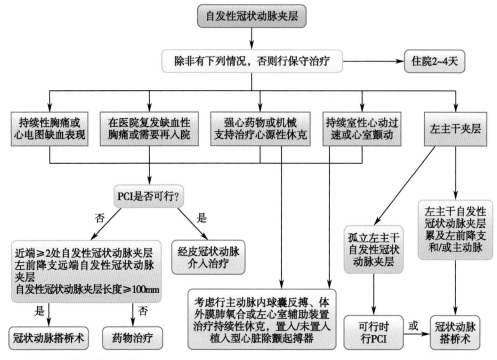

图 7-8　**推荐管理流程**（Saw, J. et al., Circ. Cardiovasc. Interv., 7, 645-655, 2014. 转载许可）

我们既往发表过一篇关于 SCAD 药物治疗的综述[1]。在综述中我们建议, 如 SCAD 患者耐受, 应常规接受长期阿司匹林和 β- 受体阻滞剂治疗。我们正在进行一项小型前瞻性随机研究（SAFER-SCAD）, 旨在评估他汀类调脂药物和血管紧张素转换酶抑制剂对 SCAD 患者的作用, 希望能够优化 SCAD 管理。

SCAD 患者血管壁脆弱, PCI 操作极其困难。技术难点包括: 保证导丝走行于真腔、防止小血管远端出现夹层、降低夹层进展和边支血管闭塞风险。术中应谨慎操作以避免支架或血管过度扩张, 从而导致夹层进一步加重或穿孔发生[27]。此外, SCAD 病变常需要置入较长支架, 再狭窄发生风险增加。如病情允许, OCT 指导直接支架置入效果可能优于球囊预扩张后支架置入。一些团队在 OCT 指导下先于夹层近端和远端置入支架, 再于夹层处置入支架以避免 IMH 延展[9, 44]。支架置入后血管壁 IMH 愈合, 可能会增加晚期支架贴壁不良和支架内血栓风险[18], 应避免过多支架置入和冠状动脉"全金属"化。理论上, 生物可降解支架在 SCAD 患者中应用更具优势, 因为生物可降解支架不但适合夹层破口局部愈合, 还可减少由于残余 IMH 吸收所致晚期支架贴壁不良。

文献显示 SCAD 患者 PCI 技术成功率较低。我们近期一项队列研究纳入 168 例 SCAD 患者, 33 例行 PCI 治疗, 其中 12 例（36%）失败。PCI 成功或部分成功患者中, 57% 存在夹层加重, 而支架内血栓、再狭窄和需要 CABG 患者分别占 6%、24% 和 12%, 仅 30% 患者愈后良好[11]。既往资料也证实 SCAD 患者 PCI 失败率约为 35%[8, 10]。

　　OCT 的出现和应用从根本上提升了医生对于 SCAD 诊断和治疗能力。OCT 可通过明确诊断、寻找疾病病因和辅助治疗方法选择等在 SACD 诊治中发挥重要作用。近期出现的 micro-OCT 技术空间分辨率为 $1\sim2\mu m$，在易损血管节段出现夹层前即可在亚细胞水平提供血管生理学信息 [45]；对于合并 FMD 的 SCAD 患者，还可评估夹层临近冠状动脉节段的 FMD 病理学变化，提升我们对 SCAD 病理生理机制的理解。但目前尚缺乏合并 FMD 的 SCAD 患者的随机研究和循证指南，未来需要通过前瞻性研究来评估患者远期预后并寻找最佳药物治疗方案。

　　总之，SCAD 是一种极易漏诊和误诊的少见疾病，应用 IVUS 和 / 或 OCT 进行冠状动脉内成像有助于提升 SCAD 诊断率。近期提出的诊断和管理流程有助于 SCAD 的诊断和分类治疗。OCT 具有优越的空间分辨率，在冠状动脉造影无法诊断 SCAD 时，可帮助明确诊断。加深对 OCT 诊断 SCAD 价值的理解并用好这一技术，有望提高 SCAD 的诊断率并改善具有 PCI 适应证的 SCAD 患者的远期预后。

（张　松　杜　丹 译）

## 参考文献

1. Saw J. Spontaneous coronary artery dissection. *Canadian Journal of Cardiology* 2013;29:1027–33.
2. Forker AD et al. Primary dissecting aneurysm of the right coronary artery with survival. *CHEST Journal* 1973;64:656–8.
3. Vanzetto G et al. Prevalence, therapeutic management and medium-term prognosis of spontaneous coronary artery dissection: Results from a database of 11,605 patients. *European Journal of Cardio-Thoracic Surgery* 2009;35:250–4.
4. Shamloo BK et al. Spontaneous coronary artery dissection: Aggressive vs. conservative therapy. *Journal of Invasive Cardiology* 2010;22:222.
5. Mortensen KH et al. Spontaneous coronary artery dissection: A Western Denmark Heart Registry study. *Catheterization and Cardiovascular Interventions* 2009;74:710–7.
6. Vrints C. Spontaneous coronary artery dissection. *Heart* 2010;96:801–8.
7. Hill SF, Sheppard MN. Non-atherosclerotic coronary artery disease associated with sudden cardiac death. 2010;96:1119–25.
8. Saw J et al. Spontaneous coronary artery dissection: Prevalence of predisposing conditions including fibromuscular dysplasia in a tertiary center cohort. *JACC Cardiovascular Interventions* 2013;6:44–52.
9. Alfonso F et al. Spontaneous coronary artery dissection: Long-term follow-up of a large series of patients prospectively managed with a "conservative" therapeutic strategy. *JACC Cardiovascular Interventions* 2012;5:1062–70.
10. Tweet MS et al. Clinical features, management, and prognosis of spontaneous coronary artery dissection. *Circulation* 2012;126:579–88.
11. Saw J et al. Spontaneous coronary artery dissection: Association with predisposing arteriopathies and precipitating stressors and cardiovascular outcomes. *Circulation Cardiovascular Interventions* 2014;7:645–55.
12. Reynolds H. Mechanisms of myocardial infarction without obstructive coronary artery disease. *Trends in Cardiovascular Medicine* 2014;24:170–6.
13. Maehara A et al. An intravascular ultrasound classification of angiographic coronary artery aneurysms. *American Journal of Cardiology* 2001;88:365–70.
14. Isner JM et al. Attenuation of the media of coronary arteries in advanced atherosclerosis. *American Journal of Cardiology* 1986;58:937–9.
15. Vijayaraghavan R et al. Clinician update: Pregnancy-related spontaneous coronary artery dissection. *Circulation* 2014;130:1915–20.
16. Koul AK, Hollander G, Moskovits N. Coronary artery dissection during pregnancy and the postpartum period: Two case reports and review of literature. *Catheterization and Cardiovascular Interventions* 2001;52:88–94.
17. Giacoppo D et al. Spontaneous coronary artery dissection. *International Journal of Cardiology* 2014;175:8–20.
18. Alfonso F et al. Spontaneous coronary artery dissection. *Circulation Journal* 2014;78:2099–110.
19. Lie JT, Berg KK. Isolated fibromuscular dysplasia of the coronary arteries with spontaneous dissection and myocardial infarction. *Human Pathology* 1987;18:654–6.
20. Harrison EG Jr, McCormack LJ. Pathologic classification of renal arterial disease in renovascular hypertension. *Mayo Clinic Proceedings* 1971;46(3):161–7.
21. Brodsky SV et al. Ruptured cerebral aneurysm and acute coronary artery dissection in the setting of multivascular fibromuscular dysplasia: A case report. *Angiology* 2008;58:764.
22. Mather PJ, Hansen CL, Goldman B. Postpartum multivessel coronary dissection. *Journal of Heart and Lung Transplantation* 1993;13(3):533–7.

23. Saw J et al. Nonatherosclerotic coronary artery disease in young women. *Canadian Journal of Cardiology* 2014;30:814–9.

24. Saw J, Poulter R, Fung A. Intracoronary imaging of coronary fibromuscular dysplasia with OCT and IVUS. *Catheterization and Cardiovascular Interventions* 2013;82:E879–83.

25. Garcia NA et al. Spontaneous coronary artery dissection: A case series and literature review. *Journal of Community Hospital Internal Medicine Perspectives* 2014;4.

26. Pate GE, Lowe R, Buller CE. Fibromuscular dysplasia of the coronary and renal arteries? *Catheterization and Cardiovascular Interventions* 2005;64:138–45.

27. Poulter R, Ricci D, Saw J. Perforation during stenting of a coronary artery with morphologic changes of fibromuscular dysplasia: An unrecognized risk with percutaneous intervention. *Canadian Journal of Cardiology* 2013;29:519.e1–3.

28. Michelis K et al. Coronary artery manifestations of fibromuscular dysplasia. *Journal of the American College of Cardiology* 2014;64:1033–46.

29. Saw J et al. Spontaneous coronary artery dissection in patients with fibromuscular dysplasia: A case series. *Circulation Cardiovascular Interventions* 2012;5:134–7.

30. Saw J. Coronary angiogram classification of spontaneous coronary artery dissection. *Catheterization and Cardiovascular Interventions* 2014;84:1115–22.

31. Alfonso F et al. Diagnosis of spontaneous coronary artery dissection by optical coherence tomography. *Journal of the American College of Cardiology* 2012;59:1073–9.

32. Arnold JR et al. The role of intravascular ultrasound in the management of spontaneous coronary artery dissection. *Cardiovascular Ultrasound* 2008;6:24.

33. Abtahian F, Jang I-K. Optical coherence tomography: Basics, current application and future potential. *Current Opinion in Pharmacology* 2012;12:583–91.

34. Alfonso F, Canales E, Aleong G. Spontaneous coronary artery dissection: Diagnosis by optical coherence tomography. *European Heart Journal* 2009;385.

35. Lim C, Banning A, Channon K. Optical coherence tomography in the diagnosis and treatment of spontaneous coronary artery dissection. *Journal of Invasive Cardiology* 2010;22:559–60.

36. Prati F et al. Expert review document on methodology, terminology, and clinical applications of optical coherence tomography. *European Heart Journal* 2010;31:401–15.

37. Huang D et al. Optical coherence tomography. *Science* 1991;254:1178–81.

38. Alfonso F, Paulo M, Dutary J. Endovascular imaging of angiographically invisible spontaneous coronary artery dissection. *JACC Cardiovascular Interventions* 2012;5:452–3.

39. Ishibashi K, Kitabata H, Akasaka T. Intracoronary optical coherence tomography assessment of spontaneous coronary artery dissection. *Heart (British Cardiac Society)* 2009;95:818.

40. Saw J et al. Angiographic appearance of spontaneous coronary artery dissection with intramural hematoma proven on intracoronary imaging. *Journal of the American College of Cardiology* 2014;64:B3.

41. Maehara A et al. Intravascular ultrasound assessment of spontaneous coronary artery dissection. *American Journal of Cardiology* 2002;89:466–8.

42. Paulo M et al. Combined use of OCT and IVUS in spontaneous coronary artery dissection. *JACC Cardiovascular Imaging* 2013;6:830–2.

43. Poon K et al. Spontaneous coronary artery dissection: Utility of intravascular ultrasound and optical coherence tomography during percutaneous coronary intervention. *Circulation Cardiovascular Interventions* 2011;4:e5–7.

44. Walsh SJ, Jokhi PP, Saw J. Successful percutaneous management of coronary dissection and extensive intramural haematoma associated with ST elevation MI. *Acute Cardiac Care* 2008;10:231–3.

45. Liu L et al. Imaging the subcellular structure of human coronary atherosclerosis using micro-optical coherence tomography. *Nature Medicine* 2011;17:1010–14.

# 第八章

# OCT 评估心脏移植物血管病变

心脏移植是晚期充血性心力衰竭患者的最终治疗方法。在过去数十年，受供体数量限制，心脏移植例数相对稳定，全世界每年约有 5 000 例患者接受心脏移植[1]。虽然心脏移植术后患者早期存活率有所提高，但生存期中位数仍仅为 10.4 年。心脏移植物血管病变（cardiac allograft vasculopathy，CAV）是导致心脏移植失败首要原因，也是心脏移植 3 年以上患者的第二大死亡原因[1]。

CAV 是移植术后常见不良事件，且发病前患者常无明显症状，被认为是心脏移植的"阿喀琉斯之踵"。心脏移植术后一年 CAV 发病率约为 18%，十年发病率超过 50%[2]。心脏移植术后一年内死亡患者中 10%～14% 存在 CAV，死因多为 CAV 相关的心力衰竭、心律失常或猝死。

对罹患 CAV 的心脏移植患者尸检研究发现，CAV 病因包括动脉内膜纤维肌性增生、动脉粥样硬化和血管炎等，其中动脉内膜纤维肌性增生是最常见病因[3]。CAV 内膜增生常表现为由内皮细胞、结缔组织、单核细胞和血管平滑肌细胞等组成的新生内膜进行性增厚。这种新生内膜进行性增厚是 CAV 的标志性特征，也是导致管腔逐渐变窄的原因[4]。本章将简要介绍 CAV 筛查的重要性及其病理生理过程，并探讨光学相干断层成像（optical coherence tomography，OCT）在 CAV 评估中的作用。

## 第一节　心脏移植物血管病变的筛查和诊断

由于心脏移植手术需切断心脏感觉神经，导致多数患者即使有冠状动脉狭窄也不会出现典型临床症状，CAV 的筛查和诊断一直是困扰临床医生的难题。因此，加强对亚临床 CAV 患者的筛查至关重要。

非侵入性检查主要用于筛查血流严重受限的冠状动脉阻塞性疾病，对于内膜增生已引起明显管腔变窄但并未引起血流受限病变效果不佳，因此非侵入性检查并不能用于 CAV 的早期检测。冠状动脉造影是最常用的 CAV 筛查方法，但由于冠状动脉造影只能显示移植血管狭窄程度，无法检测内膜增生程度，导致仅依靠冠状动脉造影诊断 CAV 敏感性欠佳。此外，由于 CAV 病变通常较弥漫且诊断标准不统一，CAV 真实发病率被低估[5-7]。尽管非侵入性检查和冠状动脉造影对 CAV 早期诊断能力有限，但可用于判断预后[5]。

由于上述检查手段的局限性，血管内超声（intravascular ultrasound，IVUS）和虚拟组织学 IVUS 在 CAV 诊断中的应用在过去 10～20 年里受到更多关注。与冠状动脉造影相比，

IVUS 和虚拟组织学 IVUS 可提供更多血管信息，但由于其分辨率仅有 100～300μm，尽管可评估全血管壁厚度（内膜和中膜），但均不能准确地区分和测量新生内膜层，其在 CAV 评估中价值有限。IVUS 检测结果显示冠状动脉内膜 + 中膜厚度超过 500μm 的 CAV 患者，预后较差 [8-10]。受分辨率限制，IVUS 无法检测到更细微的血管内膜变化，且由于手动测量之间存在差异，可能会影响测量结果的准确性 [11]。由于无法准确区分轻 - 中度 CAV，IVUS 不能用于预测轻度或早期 CAV 自然病程及预后。

OCT 可对冠状动脉进行高分辨率成像，精准测量新生内膜厚度和斑块特征。几项小型研究已经证明 OCT 在 CAV 诊断中的价值，本章将进一步探讨。

## 第二节　心脏移植物血管病变病理生理机制

尽管 CAV 发生的病理生理过程并不完全清楚，但目前认为其发生与多种反复致内皮损伤的因素有关，包括细胞介导排斥反应、同种免疫因子、移植时缺血 - 再灌注损伤、巨细胞病毒（cytomegalovirus，CMV）感染、免疫抑制药物、系统性炎症反应及典型动脉粥样硬化危险因素等 [5, 7, 12, 13]（表 8-1）。引起 CAV 进展的病理生理机制如图 8-1 所示。内皮细胞损伤会导致血管平滑肌细胞增殖、内膜炎性细胞浸润和胶原沉积 [14]。这一过程导致移植心脏血管早期局灶性内膜增厚，后期逐渐发展为弥漫性内膜增厚和粥样硬化斑块形成 [15, 16]。随时间推移和疾病进展，内膜增生的绝对数量在整个移植动脉中趋于稳定，而在远端管腔直径较小血管中表现更为明显 [17, 18]，如图 8-2 所示。早期内膜增生表现为单核细胞浸润、平滑肌细胞增殖；晚期 CAV 时，内膜层出现不可逆的严重纤维化 [4]，进展状况如图 8-3 所示。

表 8-1　CAV 危险因素

| 捐献者相关危险因素 | 接受者代谢因素（可调整） |
|---|---|
| ● 老年或男性 | ● 高血压 |
| ● 患有冠状动脉疾病 | ● 高脂血症 |
| ● 患有高血压或左心室肥大 | ● 胰岛素抵抗 / 糖尿病 |
| ● 系突发死亡 | ● 吸烟 |
| **接受者相关危险因素（不可调整）** | ● 体重指数高 |
| ● 年龄大 | **免疫因素** |
| ● 男性 | ● 环孢霉素（代替他克莫司） |
| ● 缺血性心脏病病史 | ● 咪唑硫嘌呤代替麦考酚酯 |
| ● 心脏移植术前应用心室辅助装置 | ● 细胞介导排斥反应 |
| ● 心脏移植术前发生感染 | ● 抗体介导排斥反应 |
| | ● 巨细胞病毒感染 |

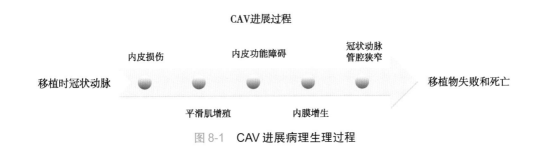

图 8-1　CAV 进展病理生理过程

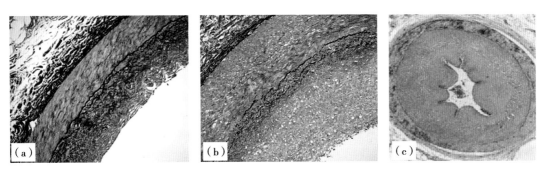

图 8-2　**不同程度 CAV 病理切片**　（a）移植后即刻冠状动脉组织学表现，内膜、中膜厚度相近。（b）内膜增生。（c）严重内膜增生导致管腔狭窄。（Reprinted from Huibers，M.M.H. et al. Atherosclerosis，236，353-359，2014；Arbustini，E.，and Roberts，W.C.，Am. J. Cardiol.，78，814-820，1996.）

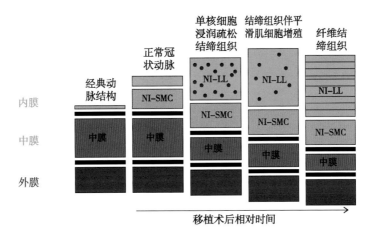

图 8-3　**CAV 各种表型示意图**（摘自 Huibers，M.M.H. et al.，Atherosclerosis，236，353-359，2014.）
NI-LL，新生内膜 - 管腔层（neointima luminar layer）；NI-SMC，新生内膜 - 平滑肌细胞层

## 一、排斥反应

移植心脏排斥反应是受体对供体的免疫排斥，也是 CAV 危险因素。T 细胞介导细胞免疫在排斥反应中发挥重要作用。

供体抗原存在于移植心脏（包括冠状动脉内皮细胞），通过抗原呈递细胞激活受体细胞。免疫反应激活后，T 细胞、巨噬细胞和浆细胞浸润心脏，导致心肌细胞损伤和细胞死亡。随

着围移植期免疫耐受诱导研究和免疫抑制治疗发展,细胞排斥反应发生率逐渐降低,但仍是 CAV 发生发展重要危险因素。

CAV 发生机制极其复杂。最近研究发现,体液免疫系统作用和抗体介导损伤在 CAV 发生中具有重要作用[19, 20]。受体对供体人白细胞抗原(human leukocyte antigen,HLA)、非 HLA 及内皮抗原免疫应答可导致移植心脏冠状动脉内皮细胞受损。约 9% 心脏移植患者在移植时对 HLA 抗体敏感,导致排斥反应增加和 CAV 发生,此类患者临床预后较差[1]。即使移植时交叉配型阴性患者,在移植后也可重新产生供体 HLAs 和非 HLAs 特异性抗体(donor-specific antibodies,DSAs),在 CAV 发展中发挥重要作用。

### 二、动脉粥样硬化

CAV 病理生理变化除内膜增生外,还可能存在冠状动脉粥样硬化斑块(包括脂质斑块和钙化斑块)。动脉粥样硬化斑块可能在心脏移植时已存在,也可以是移植后新发。移植时供体冠状动脉已存在斑块在移植术后可迅速进展,导致局部管腔狭窄[14]。典型动脉粥样硬化危险因素(如捐献者年龄较大、高血压、左心室肥厚、冠状动脉疾病等)也是 CAV 危险因素[6, 13, 21, 22]。早期 CAV 是指心脏移植一年内出现冠状动脉病变,通常是由于供体冠状动脉出现动脉硬化(多表现为局部、近端病变)或较严重的血管炎症导致进展性 CAV。供体血管内的原有动脉粥样硬化斑块是否都会进展并引起临床事件,目前尚不清楚。

## 第三节　OCT 在心脏移植术后冠状动脉评估中的应用

OCT 具有较高分辨率,可发现早期内膜增生,理论上是冠状动脉腔内影像学检查的理想工具。OCT 虽然组织穿透力欠佳,但其能够为内膜和中膜提供高分辨率成像和精准测量,故能用于识别内膜和中膜层病变特点,发现极早期新生内膜增生,并准确追踪 CAV 进展[23]。已有大量研究探讨非侵入性检查、血管造影和 IVUS 在心脏移植术后远期预后评估中的作用,但 OCT 用于心脏移植术后远期预后评估的研究仍较少。随着 OCT 的更广泛应用和更多研究的开展,有望获得更多循证证据。现有的心脏移植术后冠状动脉 OCT 检测研究主要集中于左前降支中段血管。

### 一、内膜增生

研究显示,OCT 可准确检测心脏移植术后患者冠状动脉内膜和中膜。对冠状动脉造影正常的心脏移植术后患者行 OCT 检测,发现约 50%～70% 存在 CAV[17, 24]。图 8-4 显示正常冠状动脉血管和典型 CAV 患者冠状动脉 OCT 影像区别及内膜和中膜测量方法。OCT 具有很高分辨率,可通过识别图像中高反射带,对内弹力膜和外弹力膜进行识别。OCT 能够清晰显示管腔、内膜和中膜,提供管腔面积、内膜厚度、中膜厚度、内膜体积和斑块总体积(定义为内膜和中膜总体积,与 IVUS 研究相类似)等变量的详细数据。

CAV 患者异常内膜增厚阈值难以界定。正常冠状动脉内皮和内膜是位于内弹力膜上的薄层。理论上内膜为单一细胞层,但尸检研究证实正常内膜也存在一定程度增生,而 CAV 患者冠状动脉内膜还存在一层免疫介导增生层。研究显示,CAV 冠状动脉内膜增生是从冠状动脉远端到近端弥漫增生,随着疾病进展,内膜层逐渐变厚,而中膜层仅有轻微改变。

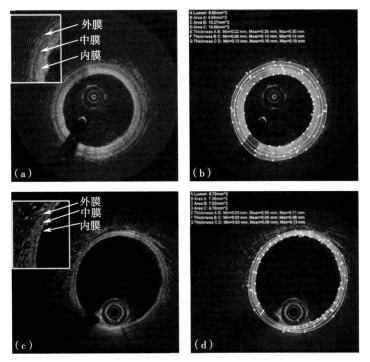

图 8-4 CAV 患者(a 和 b)和非 CAV 患者(c 和 d)OCT 图像比较和测量示例

## 二、动脉粥样硬化斑块

除内膜增生外，高达 50%～60% 患者存在富脂质和钙化的动脉粥样硬化斑块[3]。动脉粥样硬化可导致内膜增生、移植失败和死亡。对晚期 CAV 导致移植失败并需再次移植患者行病理学检查，常发现冠状动脉具有典型动脉粥样硬化表现，表现为弥漫内膜增生基础上的局灶斑块。图 8-5 为富脂质斑块和钙化斑块图像。富脂质斑块 OCT 影像表现为边缘模糊的低信号区，斑块后信号衰减或呈无信号。钙化斑块 OCT 影像表现为边缘锐利、伴有强衰减的低信号区域。

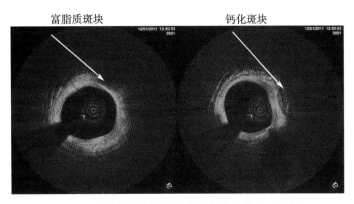

图 8-5 移植术后富脂质斑块和钙化斑块 OCT 图像

复杂冠状动脉病变包括薄纤维帽易损斑块、内膜撕裂、管腔内血栓形成、巨噬细胞浸润、边支血管受累和层状复合斑块等。心脏移植数年后出现上述改变提示病变为新发，而非来自于供体。图8-6为OCT示例图像。

在OCT图像中，薄纤维帽粥样斑块表现为纤维帽厚度<65μm的富脂质斑块。巨噬细胞表现为斑块上高信号的点状区域，通常伴有信号衰减（如图8-6a所示）。微通道表现为连续数帧可见的信号空洞，提示内膜增生伴有新生血管形成（如图8-6b）。斑块破裂表现为内膜连续性中断（如图8-6c），而内膜撕裂表现为内膜层信号不均匀，但无明显中断（如图8-6d）。血栓表现为附着在管腔一侧内膜的团块状物质（如图8-6e）。层状斑块表现为位于内膜层、呈层状分布的不均匀区域（如图8-6f）[24]。

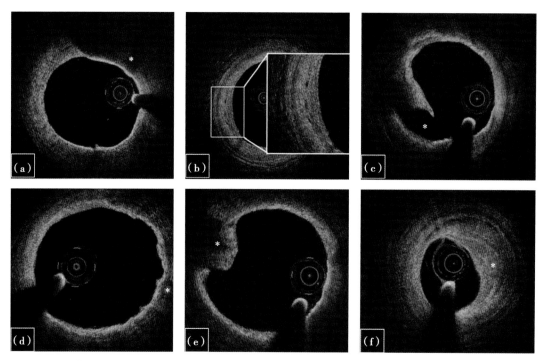

图8-6    移植术后冠状动脉复杂斑块OCT图像    （a）薄纤维帽富脂质斑块；（b）微通道；（c）斑块破裂；（d）内膜撕裂；（e）血栓；（f）层状斑块导致管腔阻塞

内膜撕裂、巨噬细胞和层状斑块的存在提示CAV的发生机制为斑块侵蚀，而非斑块破裂。因此，尽管许多CAV患者冠状动脉出现上述改变，但很少出现急性冠脉综合征和冠状动脉完全闭塞，而仅表现为进行性弥漫性冠状动脉狭窄。

## 三、与细胞排斥反应的关系

Dong等[13]纳入48例心脏移植后行OCT检查患者，根据排斥反应史进行分组，并与OCT结果进行对照。11例排斥反应严重患者的内膜平均厚度明显增加（350μm比140μm），除内膜增生外，移植排斥反应史患者的内膜微血管、内膜钙化、管腔内血栓形成甚至斑块破裂发生率均明显增加。

## 四、与 IVUS 比较

自 20 世纪 90 年代以来，IVUS 广泛应用于移植术后患者 CAV 研究，已有几项大型前瞻性研究深入观察 IVUS 在 CAV 疾病进展和预后评估中的作用。这些研究显示：内膜厚度超过 500μm 的 CAV 患者预后较差。但由于 IVUS 分辨率不足，难以检测到早期内膜增生，OCT 可能有助于评估 CAV 患者早期内膜增生的影响。

Hou 等 [25] 通过一项小型队列研究发现：OCT 检测到 66% 的心脏移植患者出现内膜增厚（定义为 >100μm），而 IVUS 只能检测到 14% 患者内膜增厚。Cassar 等纳入 53 例存在严重内膜增生（内膜 + 中膜厚度 >600μm）的心脏移植患者，发现 IVUS 和 OCT 检测 CAV 结果具有较高一致性（r=0.85）。对严重 CAV 病变，IVUS 和 OCT 都可作为有效检测手段 [24]。

除能检测到动脉粥样硬化斑块外，OCT 最大优点在于能检测到 CAV 早期和细微变化，如图 8-7 所示，OCT 可发现造影或 IVUS 未能发现的厚度约为 150μm 内膜增生。

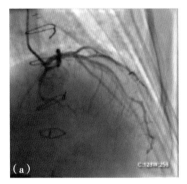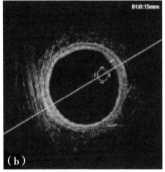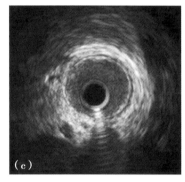

图 8-7　**造影与 IVUS 正常患者行 OCT 检查示内膜增厚**　（a）定量冠状动脉造影示直径狭窄约 14%。（b）OCT 示存在内膜增生，厚度为 150μm。（c）IVUS 难以对内膜增生进行精确测量

既往应用 IVUS 和虚拟组织学 IVUS 对斑块特征进行评估 [26-28]，但由于 IVUS 对斑块处的内膜增生分辨能力不足，有研究发现，仅有 14% 患者的动脉粥样硬化评估是可靠的。另一方面，OCT 不仅可详细呈现内膜增生特征，还可详细显示斑块特点。Imamura 等 [29] 报道了一例冠状动脉出现分层复合斑块的心脏移植患者病例，其 OCT 影像显示内膜增厚呈双层，提示可能是供体动脉粥样硬化和移植后增生内膜的叠加。IVUS 能清晰显示内膜和中膜增厚，但无法进一步明确内膜特点。

## 第四节　心脏移植物血管病变的治疗

自 1967 年 Christian Barnard 实施首例心脏移植术以来，心脏移植领域迅猛发展，但 CAV 仍是移植失败主要原因。新型免疫抑制剂 [30] 的出现和传统抗动脉粥样硬化治疗，尤其是他汀类药物使用，对控制 CAV 进展发挥积极作用 [31]。通过经皮冠状动脉介入治疗（percutaneous coronary intervention，PCI）或冠状动脉搭桥术（coronary artery bypass graft，CABG）进行血运重建仍是严重 CAV 病变患者的首选治疗方法，对于晚期 CAV 患者，再次心脏移植仍是唯一疗效肯定的治疗方法。

OCT 能够识别早期内膜增生和斑块特征信息，可加深对 CAV 认识，并指导早期治疗策略选择。理论上讲，在血管壁发生弥漫纤维化和钙化之前，使用他汀类等调脂药物和阿司匹林等药物对早期血管内膜增生、不稳定斑块或血栓进行防治，可提高心脏移植患者远期生存率。目前正在进行中的研究有望对 OCT 在指导 CAV 病变治疗中的作用提供循证证据。

OCT 可提供冠状动脉的高分辨率影像，并精细化显示冠状动脉内膜增生和粥样硬化斑块特征。同时，OCT 可通过在体研究验证之前仅基于尸检得出的研究结论，加深我们对 CAV 的认识。OCT 研究证实，CAV 不仅存在内膜增生，还具有复杂动脉粥样硬化表现。这些发现的临床意义以及早发现、早治疗能否改善 CAV 预后尚不清楚，仍有待进一步研究。

（兴树丰　韩雪杰 译）

## 参考文献

1. Stehlik J et al. The registry of the International Society for Heart and Lung Transplantation: Twenty-seventh official adult heart transplant report—2010. *Journal of Heart and Lung Transplantation* 2010;29:1089–103.
2. Prada-Delgado O et al. Prevalence and prognostic value of cardiac allograft vasculopathy 1 year after heart transplantation according to the ISHLT recommended nomenclature. *Journal of Heart and Lung Transplantation* 2012;31:332–3.
3. Lu WH et al. Diverse morphologic manifestations of cardiac allograft vasculopathy: A pathologic study of 64 allograft hearts. *Journal of Heart and Lung Transplantation* 2011;30:1044–50.
4. Huibers MMH et al. Distinct phenotypes of cardiac allograft vasculopathy after heart transplantation: A histopathological study. *Atherosclerosis* 2014;236:353–9.
5. Colvin-Adams M, Agnihotri A. Cardiac allograft vasculopathy: Current knowledge and future direction. *Clinical Transplantation* 2011;25(2):175–84.
6. Zimmer RJ, Lee MS. Transplant coronary artery disease. *JACC Cardiovascular Interventions* 2010;3:367–77.
7. Schmauss D, Weis M. Cardiac allograft vasculopathy: Recent developments. *Circulation* 2008;117:2131–41.
8. Kobashigawa JA et al. Multicenter intravascular ultrasound validation study among heart transplant recipients. *Journal of the American College of Cardiology* 2005;45:1532–7.
9. Li H et al. Vascular remodeling after cardiac transplantation: A 3-year serial intravascular ultrasound study. *European Heart Journal* 2006;27:1671–7.
10. Tuzcu EM et al. Intravascular ultrasound evidence of angiographically silent progression in coronary atherosclerosis predicts long-term morbidity and mortality after cardiac transplantation. *Journal of the American College of Cardiology* 2005;45:1538–42.
11. D'Errico V et al. Reproducibility of IVUS measurements in heart transplant recipients: Increased quality of data by using dedicated software for image analysis. *Computers in Cardiology* 2008;35:537–40.
12. Arora S et al. Systemic markers of inflammation are associated with cardiac allograft vasculopathy and an increased intimal inflammatory component. *American Journal of Transplantation* 2010;10:1428–36.
13. Rahmani M et al. Allograft vasculopathy versus atherosclerosis. *Circulation Research* 2006;99:801–15.
14. Van Loosdregt J et al. The chemokine and chemokine receptor profile of infiltrating cells in the wall of arteries with cardiac allograft vasculopathy is indicative of a memory T-helper 1 response. *Circulation* 2006;114:1599–607.
15. Starnes VA et al. Cardiac transplantation in children and adolescents. *Circulation* 1987;76:V43–7.
16. Tuzcu EM et al. Dichotomous pattern of coronary atherosclerosis 1 to 9 years after transplantation: Insights from systematic intravascular ultrasound imaging. *Journal of the American College of Cardiology* 1996;27:839–46.
17. Khandhar SJ et al. Optical coherence tomography for characterization of cardiac allograft vasculopathy after heart transplantation (OCTCAV study). *Journal of Heart and Lung Transplantation* 2013;32:596–602.
18. Dong L et al. Optical coherence tomographic evaluation of transplant coronary artery vasculopathy with correlation to cellular rejection. *Circulation Cardiovascular Interventions* 2014;7:199–206.
19. Michaels PJ et al. Humoral rejection in cardiac transplantation: Risk factors, hemodynamic consequences and relationship to transplant coronary artery disease. *Journal of Heart and Lung Transplantation* 2003;22:58–69.
20. Caforio AL et al. Immune and nonimmune predictors of cardiac allograft vasculopathy onset and severity: Multivariate risk factor analysis and role of immunosuppression. *American Journal of Transplantation* 2004;4:962–70.
21. Stehlik J et al. The Registry of the International Society for Heart and Lung Transplantation: 29th official adult heart transplant report—2012. *Journal of Heart and Lung Transplantation* 2012;31:1052–64.
22. Stehlik J et al. The Registry of the International Society for Heart and Lung Transplantation: Twenty-eighth adult heart transplant report—2011. *Journal of Heart and Lung Transplantation* 2011;30:1078–94.
23. Prati F et al. Expert review document on methodology, terminology, and clinical applications of optical coherence tomography: Physical principles, methodology of image acquisition, and clinical application for assessment of coronary arteries and atherosclerosis. *European Heart Journal* 2010;31:401–15.

24. Cassar A et al. Coronary atherosclerosis with vulnerable plaque and complicated lesions in transplant recipients: New insight into cardiac allograft vasculopathy by optical coherence tomography. *European Heart Journal* 2013;34:2610–7.

25. Hou J et al. OCT assessment of allograft vasculopathy in heat transplant recipients. *JACC Cardiovascular Imaging* 2012;5:662–3.

26. De la Torre Hernandez JM et al. Virtual histology intravascular ultrasound assessment of cardiac allograft vasculopathy from 1 to 20 years after transplantation. *Journal of Heart and Lung Transplantation* 2009;28:156–62.

27. Torres HJ et al. Prevalence of cardiac allograft vasculopathy assessed with coronary angiography versus coronary vascular ultrasound and virtual histology. *Transplantation Proceedings* 2011;43:2318–21.

28. Konig A et al. Assessment of early atherosclerosis in de novo heart transplant recipients: Analysis with intravascular ultrasound-derived radiofrequency analysis. *Journal of Heart and Lung Transplantation* 2008;27:26–30.

29. Imamura T et al. Cardiac allograft vasculopathy can be distinguished from donor-transmitted coronary atherosclerosis by optical coherence tomography imaging in a heart transplantation recipient: Double layered intimal thickness. *International Heart Journal* 2014; 55: 178–80.

30. Eisen H et al. Everolimus versus mycophenolate mofetil in heart transplantation: A randomized multicenter trial. *American Journal of Transplantation* 2013;13:1203–16.

31. Kobashigawa JA et al. Ten-year follow-up of a randomized trial of pravastatin in heart transplant patients. *Journal of Heart and Lung Transplantation* 2005;24:1736–40.

# 第九章

# OCT 在外周血管疾病中的应用

研究表明，65 岁以上人群中，约 20% 患有外周动脉疾病（Peripheral arterial disease，PAD）[1-3]。PAD 是冠心病以外动脉粥样硬化疾病的重要表现，对患者生活质量有重要影响。20 世纪 60 年代，Thomas Fogarty 和 Charles Dotter 分别使用球囊血管成形术对 PAD 进行治疗 [4-8]。近年来，血管介入治疗手段被血管外科医生、心脏介入医生及放射介入医生广泛应用。常规血管造影能提供血管轮廓和二维管腔信息，但缺乏对病变形态和血管壁特征的描述。因此，在诊断及治疗 PAD 时，腔内影像学技术是对常规血管造影的有效补充。

## 一、腔内影像学历史

腔内影像学技术始于 1972 年血管内超声（intravascular ultrasound，IVUS）的出现 [9]，20 世纪 80 年代末期，IVUS 在美国首次被应用于冠状动脉疾病，90 年代被广泛用于外周血管疾病 [5, 10-12]。IVUS 在外周血管疾病中的应用包括评估罪犯病变组成及狭窄程度、指导治疗决策及评估治疗效果 [10]。

IVUS 图像采集机制有两种：电子相控阵型和机械旋转型。在电子相控阵模式中，换能器元件在导管周围环绕，被顺序激活以获取图像序列 [10, 11]。机械旋转模式中，超声换能器位于导管顶端并进行旋转以获取图像。

IVUS 分辨率取决于超声导管频率，频率越高，分辨率越高，穿透距离越短。在周围血管中，频率在 8～12MHz 之间的 IVUS 用于较大血管，如主动脉、下腔静脉和髂动脉瘤 [10]；频率更高（20MHz）的 IVUS 用于较小血管，如髂动脉或股动脉、腘动脉、颈动脉和肾动脉 [10]。

灰阶信号有助于区分动脉壁各层和斑块组成，通常动脉壁内膜和外膜在 IVUS 图像中显示为强回声，而中膜显示为无回声，从血管壁内周围组织中辨别外膜较困难 [13]。IVUS 在识别病变成分（如钙化斑块，纤维斑块或富脂质斑块）和分布（偏心或向心）以及治疗方式选择中有重要作用。在超声图像中，钙化斑块为后方呈暗影区的明亮光团；脂质斑块则为无回声光团；纤维斑块为等回声光团，无钙化斑块后方声影。

彩色血流图像技术和三维重建技术对于识别管腔轮廓并确定其解剖层面具有重要作用。与超声心动图和彩色双功超声的彩色血流成像是基于多普勒效应原理不同，IVUS 中彩色血流成像是利用计算机软件对连续两帧间血液微粒子运动差异的检测实现的 [14]，并通过纵轴面和三维重建显示图像。由于采集技术原理不同，IVUS 中的彩色血流图像不能提供血液流速信息。

在指导制定介入策略方面，IVUS 可直接测量病变节段的最小管腔面积，辅助选择介入器械（如球囊、支架）尺寸。由于扭曲血管被拉直及图像采集时间过长，IVUS 纵向重建并不精准，可能会限制 IVUS 对支架长度的精准预测能力。故有必要研发新技术弥补 IVUS 在评估病变尺寸和斑块成分方面的不足[15]。

## 二、光学相干断层成像技术

光学相干断层成像（optical coherence tomography，OCT）最早出现于 20 世纪 90 年代，并首先应用于眼科学领域。目前已广泛用于眼科学、皮肤病学、胃肠病学和介入心脏病学[16]。OCT 在识别动脉粥样硬化病变特点及辅助支架置入方面有重要作用[16]。

### （一）OCT 与 IVUS 比较

与 IVUS 相似，OCT 基于能量反射原理产生血管内图像，并随时间延迟和强度变化来分析组织成分。与使用超声波作为能量来源的 IVUS 不同，OCT 能量来源于低相干光或近红外光。由于光波速度更快（$3.0 \times 10^8$m/s，而超声波速度为 $1.5 \times 10^3$m/s），OCT 需使用参考臂和干涉仪来获取背向散射和回波延迟生成血管壁图像[17]。第一代时域 OCT（TD-OCT）系统使用单频发射和可移动参考镜，纵轴图像生成速率为 1mm/s[15,17]。由于图像采集时间相对较长，为了充分清除待检测管腔内的血液，在回撤过程中需行近端球囊阻断。此外，与 IVUS 相比，TD-OCT 径向成像深度受限，故常低估管腔直径，且不适用于直径大于 3.75mm 血管[15,17]。

新一代频域 OCT（FD-OCT）通过固定参考镜同时多频发射（又称扫频），回撤速度 ≥20mm/s，并增加管腔扫描直径（最大成像直径达 10mm）[18]，使 OCT 可用于直径较大的外周血管的多灶弥漫性病变。回撤导管时，通过注射对比剂清除成像区域血液，无须阻断近端血流。

OCT 空间分辨率比 IVUS 高 10 倍以上，轴向分辨率为 10～20μm，横向分辨率为 25～30μm，能提供更清晰图像[10,15,17,19]。另外，OCT 帧速更高（OCT 100fps，IVUS 30fps），回撤速率更快（FD-OCT 20mm/s，IVUS 0.5～1mm/s），显著提高影像获取速度[10,16]。

OCT 局限性在于组织穿透力差、最大可成像血管直径较小及成像时伴有伪影。由于生物组织对光束的散射和吸收，OCT 组织穿透深度为 0.5～2.0mm，而 IVUS 为 10mm。OCT 伪影包括管腔内血液冲洗不彻底造成的伪影、不均匀旋转伪影、切线衰减伪影（错层伪影）、折叠伪影和饱和伪影[10,17]，下文将详细阐述。

### （二）OCT 图像获取技术

已发表的三项股浅动脉外周 OCT 影像研究均使用 FD-OCT 系统进行[20-22]。这些研究均通过注射介质清除血液，仅一项同时行近端球囊阻断辅助图像采集。股浅动脉（superficial femoral artery，SFA）中典型图像获取技术描述见下文。

在我们中心，我们采用 ILUMIEN OPTIS 和 OPTIS Integrated Systems（St. Jude Medical，Minneapolis，Minnesota）及 Dragonfly OPTIS 成像导管（St. Jude Medical），该导管外径 0.019 英寸（1 英寸 =2.54 厘米），其内缠绕单根光纤导丝，头端透镜反射近乎垂直于光纤光源。通常选用靶病变对侧股动脉入路，首先置入 6F 动脉鞘，将 5F universal flush（UF）导管送入病变同侧髂总动脉。根据初始图像特征，选用 0.018～0.035 英寸导丝将亲水深层导管送至病变部位附近，通常将导管推送到罪犯病变近端约 10cm 处，然后将导丝更换为可送入 OCT 的 0.014 英寸导丝。

为获取优质 OCT 图像，注射的介质应透明并可有效清除血液。目前冠状动脉病变首选含碘对比剂，这种介质可在 OCT 成像同时获取造影图像。在 PAD 相关研究文献中，PDA OCT 成像使用的介质有较多种类[18, 21]。

OPTIMISE 队列研究对比分析了肝素化盐水，碘对比剂，右旋糖酐和二氧化碳（$CO_2$）四种不同介质在血液清除和图像获取质量方面差异[20]。四种均为透明介质，其中碘对比剂和右旋糖苷与人体血浆折射率最接近，理论上是血液清除的理想介质。多年来，在对比剂肾病高危患者中，常采用 $CO_2$ 进行下肢动脉血管造影[23, 24]。头对头研究显示，肝素化盐水、右旋糖酐和碘对比剂均可在 SFA OCT 成像中取得良好成像效果，而 $CO_2$ 成像效果劣于肝素化盐水，这可能是由于 $CO_2$ 在注射过程中产生气泡，导致假性狭窄。图 9-1 为使用不同介质的 OCT 影像。

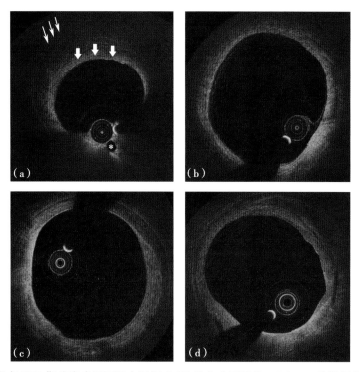

图 9-1　**对同一患者 SFA 靶病变应用不同介质行 OCT 检查典型图像**　（a）$CO_2$ 曾被用作外周血管造影评估的非对比剂替代物。在 OCT 中，$CO_2$ 保留气态形式（气泡，星），清除腔内血液作用有限，造成假性狭窄（宽箭）。真正血管壁被残余血液遮盖（窄箭）。（b）碘对比剂（c）右旋糖酐和（d）肝素化盐水有相似的血液清除效果并获得优质 OCT 图像

### 三、OCT 在外周血管疾病中的临床应用

迄今，OCT 已广泛用于冠状动脉疾病，但其在外周血管疾病中应用尚缺乏足够证据。目前 PAD 血管内评估仍首选 IVUS[10]，而 OCT 在图像获取方面优于 IVUS，可视为外周血管疾病介入治疗的有效辅助手段。以下为 OCT 用于外周血管疾病诊治的典型病例。

（一）用于疾病诊断

病例 1: 纤维和富脂质斑块

54 岁女患, 主诉左下肢跛行、活动受限。既往糖尿病、高血压、血脂异常和广泛动脉粥样硬化（LAD 支架置入, 卒中）病史。

外周血管造影示左下肢 SFA 局灶性闭塞, 下游仅胫后动脉通畅, 胫前动脉直至足部方显影。狭窄段横截面图像显示纤维斑块与下层钙化斑块共存（图 9-2a）, 狭窄段近端存在富脂质斑块（图 9-2b）。通过 OCT 重建管腔轮廓, 有助于确定参考血管直径和病变长度, 以制定介入策略（图 9-3a）。

病例 2: 钙化斑块

70 岁男患, 主诉进行性双下肢无力、跛行。既往冠心病、糖尿病和吸烟史。外周血管造影显示右侧 SFA 近端次全闭塞, SFA 弥漫性严重钙化病变（图 9-2c）。腘动脉分出的胫前动脉和胫后动脉血流通畅。

OCT 影像中钙化斑块呈现低信号（暗）、低衰减原因是光可透过钙化区域, 穿透至深部, 因此边界清晰锐利。相反, 富脂质斑块呈现高衰减、边界弥漫不规则低信号, 深部组织可视性受限。纤维斑块呈现高信号（亮）、低衰减。

病例 3: 支架内再狭窄

58 岁男患, 既往高血压、脑卒中、缺血性心肌病及右下肢跛行病史, 需行 SFA 支架置入术。病人术后 7 个月复发右下肢跛行, 超声提示支架内再狭窄（in-stent restenosis, ISR）。血管造影及 OCT 示弥漫性严重新生内膜增生（diffuse neointimal hyperplasia, NIH）（图 9-2d）。管腔剖面图显示再狭窄严重程度及范围（图 9-3b）。

常规造影通常将 ISR 分为弥漫性、局灶性或边缘性[25]。随着 OCT 出现, ISR 分类可进一步细化, 如新生动脉粥样硬化、新生血管形成[25, 26]。在冠状动脉疾病中, 各种不同新生内膜特点患者之间主要不良事件生存率无差异[27], 而在外周血管疾病中其意义尚不清楚[22]。

病例 4: 静脉桥

65 岁女患, 股 - 胫动脉行静脉搭桥术后, 跛行复发, 超声示远端吻合口后重度狭窄。造影示远端吻合口以远胫后动脉 NIH 伴次全闭塞。OCT 证实胫后动脉内有严重纤维化狭窄（图 9-2e）, 吻合口和静脉桥通畅。

病例 5: 血管痉挛

42 岁女患, 既往吸烟史, 运动时突发心搏骤停。急诊心电图示多源性室性心动过速。入院后心电图示一过性前壁导联 ST 段抬高。急诊行冠脉造影结果显示前降支近段狭窄, 冠状动脉内注射硝酸甘油后狭窄几乎完全消失。

外周血管造影示髂外动脉（external iliac artery, EIA）局灶性狭窄, 动脉内给予硝酸甘油后狭窄轻微改善。对 EIA 行 OCT 发现, 内膜和中膜厚度增加, 但无动脉粥样硬化斑块证据（图 9-2g 和 h）[28]。

病例 6: 血栓

55 岁男患, 出现右下肢跛行（Rutherford 3 期）, 12 年前因心肌梗死行冠状动脉支架置入术。行选择性右侧外周血管造影, 结果显示局灶性血管中段闭塞伴有侧支形成, OCT 结果显示管腔内严重白色血栓负荷（图 9-2i）。

　　既往冠状动脉文献已经描述如何使用 OCT 识别红色血栓与白色血栓[29]。红色血栓主要由红细胞构成，表面信号高但可穿透性低，故为伴无信号区的高信号[17, 29-31]。白色血栓主要由血小板和白细胞构成，呈低衰减、低反射的高信号[17, 29-31]。

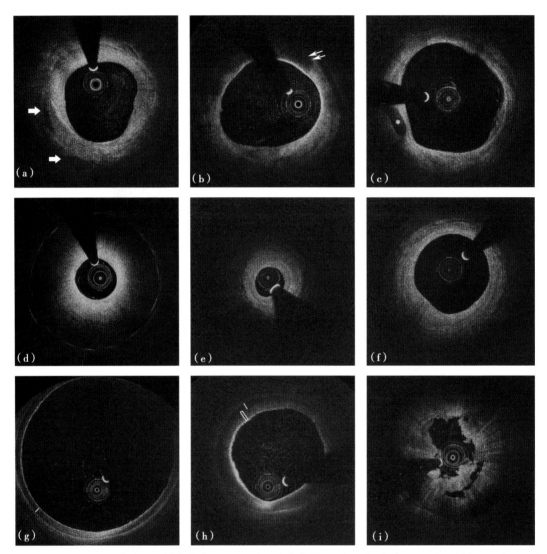

图 9-2　**OCT 识别下肢动脉血管内病变**　（a）纤维斑块为高信号（亮）、低衰减（组织穿透性好）区域，同时可见下层钙化斑块（宽箭）。（b）富脂质斑块（窄箭）为边界不规则低信号（暗）、高衰减（组织穿透性差）区域。（c）钙化斑块（*）为低信号、低衰减、边界清晰区域，并可引起动脉壁向管腔内突出，其后组织可视。（d）既往支架置入处弥漫性新生内膜增生（NIH），支架小梁扩张充分。（e）大隐静脉股 - 胫动脉搭桥术后，患者胫后动脉远端靶动脉新生内膜纤维增生。（f）静脉 - 胫动脉吻合口近端静脉桥通畅。（g）髂外动脉近端和（h）处腔内影像示动脉痉挛。痉挛部位尽管中膜（单线）和内膜（矩形）厚度增加，但并无动脉粥样硬化证据。痉挛部位以远部位血管内膜和中膜厚度与近端（未显示）厚度相近。（i）与红色血栓不同，白色血栓为高信号、低衰减、低反射

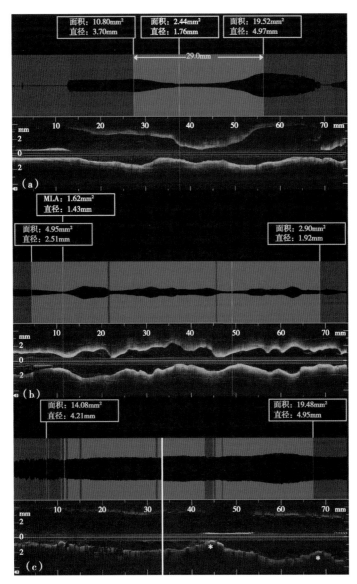

图9-3　**根据OCT检测结果指导治疗**　(a)SFA局灶性狭窄患者,最小管腔面积2.44mm²,远端参考血管直径3.7mm,近端参考血管直径4.97mm。病变长度29mm。(b)管腔轮廓和轴向成像显示SFA支架置入后广泛ISR。(c)SFA支架术后可见远端Supera支架(白线左侧)与Absolute Pro SE支架(白线右侧)重叠。白线标记重叠区域,星号表示Absolute Pro SE支架贴壁不良部位。MLA,最小管腔面积

### (二)用于介入治疗技术评价

#### 1. 血管成形术

**球囊血管成形术:回顾病例1**

选用4.0mm×40mm球囊行经皮腔内血管成形术(Percutaneous transluminal angioplasty,PTA)。术后造影示管腔充盈良好,OCT提示管腔扩张效果良好,仅见Ⅰ级夹层(图9-4a)。

**切割球囊成形术:回顾病例4**

选用2.5mm×10mm切割球囊对胫后动脉病变行血管成形术。术后造影示造影剂流入足底内侧动脉。OCT结果示斑块破裂后弥漫性残存碎片和不规则内皮表面(图9-4b)。选

用 3.0mm×20mm 球囊再次扩张。最终血管造影结果示血流改善，无残余狭窄。术后 OCT 可见病变内切割球囊所致裂隙，且管腔明显增大（图 9-4c）。

### 2. 经皮斑块旋切术

**定向斑块旋切术：回顾病例 1**

病人术后 4 个月复发跛行，外周血管造影示既往血管成形术部位 95% 再狭窄。OCT 结果示狭窄处管腔可见纤维斑块、富脂质斑块和钙化斑块。

对此病变多次行定向斑块旋切术（Turbohawk，Covidien，Mansfield，Massachusetts），再次造影及 OCT 检查结果示病变处残余狭窄 40%（图 9-4d），PTA 后行 OCT 检查结果示合并螺旋夹层（图 9-4e）。串联置入两枚自膨式镍钛合金支架，最终 OCT 检查结果示支架扩张及贴壁良好，无残余狭窄。

**轨道斑块旋磨术：回顾病例 2**

导丝通过次全闭塞并行轨道斑块旋磨术（Diamondback，Cardiovascular Systems Inc.，St. Paul，Minnesota）。OCT 检查结果示弥漫性斑块破裂（图 9-4f），选用 5.0mm×100mm 球囊扩张后残余狭窄 50%，随后用 6.0mm×100mm 球囊扩张，OCT 检查结果示管腔内可见非血流限制性夹层并伴残余钙化斑块（图 9-4g）。串联置入两枚自膨式镍钛合金支架，无残余狭窄或夹层，通过胫前动脉和胫后动脉血流显著改善。

**激光斑块消蚀术：回顾病例 3**

严重 NIH 时，减小斑块体积是手术成功关键。经过三次激光消蚀导管处理，导管通过性逐步提高，管腔面积有一定程度增加（图 9-4h）。选用 6.0mm×100mm 切割球囊进一步修饰斑块，OCT 检查结果示尽管近端支架小梁后出现明显夹层（图 9-4i），但管腔面积显著改善。为进一步降低 ISR 复发率，使用 6.0mm×100mm 药物涂层球囊行最终扩张。

### 3. 支架置入术

**支架贴壁不良：回顾病例 2**

患者于左下肢介入术后两个月复诊，造影示左侧 SFA 长段慢性完全闭塞（chronic total occlusion，CTO）病变。经收肌管附近股深动脉重建侧支，顺利开通 CTO。确认位置后，行逐级预扩张。

在 SFA 远端置入 5.0mm×120mm 自膨式 Supera 支架（Abbott Vascular，加利福尼亚），再重叠置入两枚 6.0mm×100mm Absolute Pro 支架（Abbott Vascular）。行后扩张后，OCT 检查结果示 Supera 支架扩张及贴壁良好（图 9-4j），而 Absolute Pro 支架充分扩张后仍贴壁不良（图 9-4k），管腔轮廓图为图 9-3c。两支架重叠部分影像显示支架设计上的差异对径向力产生重要影响[32-33]（图 9-4i）。

目前，OCT 已广泛应用于周围血管疾病的实验研究中。OCT 技术不断发展，也使其更多应用于冠状动脉以外疾病，它不仅适用于外周血管疾病，也适用于肾动脉和颈动脉疾病[16, 34-36]。既往限制 OCT 应用于冠状动脉以外疾病的因素（如血管尺寸、病变长度和需阻断血流成像等）都不再是其应用于外周血管疾病的阻碍。尽管美国食品与药物管理局（Food and Drug Administration，FDA）尚未批准 OCT 应用于外周血管疾病的适应证，但其在外周血管疾病评估中的作用越来越显著。与 IVUS 相比，OCT 优质的图像质量可为 PAD 诊治提供帮助，未来可能取代 IVUS 作为 PDA 腔内影像学检测的主要手段。

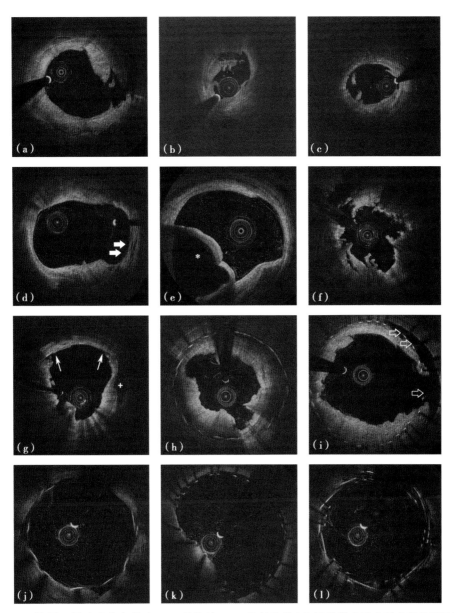

图 9-4 **OCT 指导下肢动脉介入治疗** 1. 局灶性 SFA 病变患者(a)行球囊成形术后出现 I 级局限夹层，(b)使用切割球囊后，(c)在胫后动脉行普通球囊扩张(PTA 后仍有残留切割球囊裂缝)。2. SFA 行 PTA 患者术后再狭窄，(d)定向旋切术尽管能轻度扩大管腔，但导致内膜和中膜(宽箭)破坏，(e)随后 PTA 导致螺旋夹层，相应假腔(星号)需支架处理。3. SFA 近端次全闭塞患者(f)弥漫斑块破裂行轨道旋切术，(g)PTA 后导致非血流受限夹层(窄箭)伴残余钙化(加号)。4. 严重弥漫 ISR 患者(h)行激光消蚀术后，(i)行高压 PTA 后先前支架小梁后方出现明显夹层(空心箭)，(j)膨胀和贴壁良好支架与(k)膨胀良好而贴壁不良支架相比较，(l)两支架重叠段(外侧 Supera 支架，内侧 Absolute Pro SE 支架)表明支架设计影响径向支撑力

(薛竞宜 王佳语 译)

# 参考文献

1. Lin JS et al. *The Ankle Brachial Index for Peripheral Artery Disease Screening and Cardiovascular Disease Prediction in Asymptomatic Adults: A Systematic Evidence Review for the US Preventive Services Task Force.* Rockville, MD: Agency for Healthcare Research and Quality, 2013.
2. Cassar K. Peripheral arterial disease. *BMJ Clinical Evidence* 2011. Available at http://clinicalevidence.bmj.com/x/systematic-review/0211/overview.html.
3. Norgren L et al. Inter-society consensus for the management of peripheral arterial disease (TASC II). *Journal of Vascular Surgery* 2007;45(Suppl S):S5–67.
4. Fogarty TJ et al. A method for extraction of arterial emboli and thrombi. *Surgery, Gynecology & Obstetrics* 1963;116:241–4.
5. Scoccianti M et al. Intravascular ultrasound guidance for peripheral vascular interventions. *Journal of Endovascular Surgery* 1994;1:71–80.
6. Fogarty TJ, Cranley JJ. Catheter technic for arterial embolectomy. *Annals of Surgery* 1965;161:325–30.
7. Payne MM. Charles Theodore Dotter. The father of intervention. *Texas Heart Institute Journal* 2001;28:28–38.
8. Friedman SG. Charles Dotter and the fiftieth anniversary of endovascular surgery. *Journal of Vascular Surgery* 2015;61:556–8.
9. Lee JT et al. Applications of intravascular ultrasound in the treatment of peripheral occlusive disease. *Seminars in Vascular Surgery* 2006;19:139–44.
10. Cronenwett JL, Johnston KW. *Rutherford's Vascular Surgery.* New York: Elsevier Health Sciences, 2014.
11. Moscucci M. *Grossman & Baim's Cardiac Catheterization, Angiography, and Intervention.* Philadelphia: Wolters Kluwer Health, 2013.
12. Secco GG et al. Optical coherence tomography guidance during peripheral vascular intervention. *Cardiovascular and Interventional Radiology* 2015;38:768–72.
13. Farooq MU et al. The role of optical coherence tomography in vascular medicine. *Vascular Medicine* 2009;14:63–71.
14. Diethrich EB et al. Virtual histology and color flow intravascular ultrasound in peripheral interventions. *Seminars in Vascular Surgery* 2006;19:155–62.
15. Bezerra HG et al. Optical coherence tomography versus intravascular ultrasound to evaluate coronary artery disease and percutaneous coronary intervention. *JACC Cardiovascular Interventions* 2013;6:228–36.
16. Negi SI, Rosales O. The role of intravascular optical coherence tomography in peripheral percutaneous interventions. *Journal of Invasive Cardiology* 2013;25:E51–3.
17. Bezerra HG et al. Intracoronary optical coherence tomography: A comprehensive review: Clinical and research applications. *JACC Cardiovascular Interventions* 2009;2:1035–46.
18. Stefano GT et al. Imaging a spiral dissection of the superficial femoral artery in high resolution with optical coherence tomography—Seeing is believing. *Catheterization and Cardiovascular Interventions* 2013;81:568–72.
19. Eberhardt KM et al. Prospective evaluation of optical coherence tomography in lower limb arteries compared with intravascular ultrasound. *Journal of Vascular and Interventional Radiology* 2013;24:1499–508.
20. Kendrick D et al. PS78. The OPTIMISE Trial: Intravascular optical coherence tomography in lower extremity arteries. *Journal of Vascular Surgery* 59:53S–4S.
21. Karnabatidis D et al. Frequency-domain intravascular optical coherence tomography of the femoropopliteal artery. *Cardiovascular and Interventional Radiology* 2011;34:1172–81.
22. Paraskevopoulos I et al. Evaluation of below-the-knee drug-eluting stents with frequency-domain optical coherence tomography: Neointimal hyperplasia and neoatherosclerosis. *Journal of Endovascular Therapy* 2013;20:80–93.
23. Pomposelli F. Arterial imaging in patients with lower extremity ischemia and diabetes mellitus. *Journal of Vascular Surgery* 2010;52:81S–91S.
24. Abdulghaffar W et al. Role of carbon dioxide angiography in management of below knee arterial lesions. *Egyptian Journal of Radiology and Nuclear Medicine* 2012;43:549–54.
25. Gonzalo N et al. Optical coherence tomography patterns of stent restenosis. *American Heart Journal* 2009;158:284–93.
26. Vergallo R et al. Correlation between degree of neointimal hyperplasia and incidence and characteristics of neoatherosclerosis as assessed by optical coherence tomography. *American Journal of Cardiology* 2013;112:1315–21.
27. Kim JS et al. Long-term outcomes of neointimal hyperplasia without neoatherosclerosis after drug-eluting stent implantation. *JACC Cardiovascular Imaging* 2014;7:788–95.
28. Basuray A et al. A shocking front nine: Cardiac arrest on the golf course. *Circulation* 2012;126:2526–32.
29. Kume T et al. Assessment of coronary arterial thrombus by optical coherence tomography. *American Journal of Cardiology* 2006;97:1713–7.
30. Kume T et al. Images in cardiovascular medicine. Fibrin clot visualized by optical coherence tomography. *Circulation* 2008;118:426–7.
31. Tearney GJ et al. Consensus standards for acquisition, measurement, and reporting of intravascular optical coherence tomography studies: A report from the International Working Group for Intravascular Optical Coherence Tomography Standardization and Validation. *Journal of the American College of Cardiology* 2012;59:1058–72.
32. Abbott Vascular. Supera Peripheral Stent System: Instructions for use. Santa Clara, CA: Abbott Vascular, 2014.
33. Gates L, Indes J. New treatment of iliac artery disease: Focus on the Absolute Pro® Vascular Self-Expanding Stent System. *Medical Devices (Auckland, NZ)* 2013;6:147–50.

34. Bastante T, Alfonso F. Insights of optical coherence tomography in renal artery fibromuscular dysplasia in a patient with spontaneous coronary artery dissection. *Arquivos Brasileiros de Cardiologia* 2014;103:e18.

35. Templin C et al. Vascular lesions induced by renal nerve ablation as assessed by optical coherence tomography: Pre- and post-procedural comparison with the Simplicity catheter system and the EnligHTN multi-electrode renal dener- vation catheter. *European Heart Journal* 2013;34:2141–8, 2148b.

36. Yoshimura S et al. OCT of human carotid arterial plaques. *JACC Cardiovascular Imaging* 2011;4:432–6.

# 第十章

# OCT 在生物可吸收支架置入术中的应用

生物可吸收支架（Bioresorbable vascular scaffolds，BVS）被认为是经皮冠状动脉介入治疗（percutaneous coronary intervention，PCI）领域的第四次技术革命[1]。随着 BVS 在临床实践中的应用，在某种程度上可将其视为药物洗脱支架（drug-eluting stent，DES）在 PCI 中的替代。与 DES 等永久性支架置入不同，BVS 是基于"血管修复疗法"这一理念进行设计，置入后其材料可被逐渐降解并吸收。BVS 完全降解后，冠状动脉恢复生理解剖结构和血管反应性，避免由于支架贴壁不良或内皮化延迟导致的晚期支架内血栓形成。同时，BVS 治疗后管腔正性重构和斑块回缩使管腔面积增加，降低再狭窄风险。BVS 置入后不影响后期行外科血运重建、冠状动脉多层螺旋 CT 和磁共振检查。目前研究显示，在伴有轻 - 中度病变的稳定型心绞痛患者介入治疗中，BVS 安全性和有效性不劣于第二代 DES[2]。目前正在进行的临床研究将进一步提供 BVS 在高度复杂病变和高危患者中应用安全性和有效性的循证证据。

BVS 的结构包括三部分：①聚左旋乳酸（poly-L-lactide，PLLA），一种可完全降解的半晶体聚合物，构成提供机械性能（如径向支撑力）的支架骨架；②生物可降解涂层由聚消旋乳酸（poly-D，L-lactide，PDLLA）（一种完全可降解的非晶体聚合物）构成，用于控制抗增殖药物释放；③位于 PDLLA 内层的抗细胞增殖药物依维莫司，其剂量和释放速度与 Xience V DES 所搭载药物相同。由于 BVS 材料特点影响其机械性能，故使用 BVS 行 PCI 治疗时，应严格遵守其操作技术规范。

## 第一节　生物可吸收支架置入前 OCT 评估

由于 BVS 由聚合物构成，其设计及机械性能与金属 DES 明显不同。第一，BVS 平台厚度约为 150μm，大致相当于相同规格 DES 平台厚度的两倍（81μm，Xience V），一定程度上影响了 BVS 的通过性。第二，与 Xience V 相比，BVS 更容易受斑块特点（如钙化）影响，术后即刻支架弹性回缩更明显[3]，且 BVS 的实际即刻膨胀效果与说明书标注的数据差异较大[4]，见图 10-1。第三，与金属 DES 相比，BVS 过度膨胀能力有限，当超过扩张上限 0.5mm 时，支架断裂风险显著增加（图 10-2）[5]。由于 BVS 具有上述机械特性，充分预处理病变和精确评估血管直径对于 BVS 置入尤为重要。光学相干断层成像（optical coherence tomography，OCT）是评估斑块形态和支架贴壁的金标准[6]。OCT 能够更好显示钙化病变的存在及严重程度，指导术者选择冠状动脉旋磨、准分子激光血管成形术和 / 或 Scoring 球囊预处理病变，从而提高 BVS 通过可能性，减少支架回缩所致膨胀不良。病变预处理后如 OCT 提示仍残余明显钙化环或钙化结节，可能影响 BVS 膨胀，易导致支架贴壁不良，此时建议选用 DES 替代 BVS（图 10-3）。在血管分叉部位置入 BVS 可能会导致导丝再入边支困难，故 BVS 置入前应行 OCT 检查评估分叉部位斑块分布以决定下一步处理策略[7]。

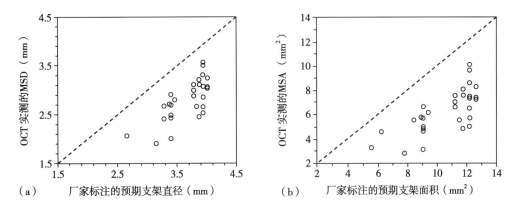

（a）                                                        （b）

图 10-1 （a）实际测量和厂家标注的预期最小支架直径散点图。（b）实际测量和厂家标注的预期最小支架面积散点图。MSD，最小管腔面积；MSA，最小支架面积

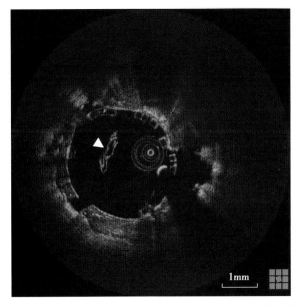

图 10-2 **重度钙化斑块病变处 BVS 断裂典型图像** 2D OCT 显示孤立支架小梁（白色箭头）位于血管中心，与周围支架小梁无明显连接，证实为急性支架断裂

　　BVS 另一个重要特点是过度膨胀能力有限，支架断裂风险相对较高[5]。目前金属 DES 可膨胀至超过规定直径 1.5mm 以上以适应病变血管直径[8]，而 BVS 可膨胀范围较小，为确保支架贴壁良好，应选择恰当直径的 BVS。OCT 空间分辨率高，对于血管直径评估的准确性优于血管内超声（intravascular ultrasound，IVUS）[9] 和定量冠状动脉造影（quantitative coronary angiography，QCA）[10]。根据 OCT 测量参考血管直径选择合适直径的 BVS，可降

低支架贴壁不良和支架内血栓发生风险，同时避免支架过度膨胀发生支架断裂。支架断裂可导致支架小梁突入管腔和径向支撑力减小，增加支架内血栓和再狭窄发生风险。此外，OCT 可更精确测量病变长度，指导 BVS 完全覆盖病变，减少边缘夹层，改善短期预后，并可通过 BVS 介导的血管修复过程改善远期预后，这点对术后仍残存易损斑块患者特别重要，相关研究正在进行中。

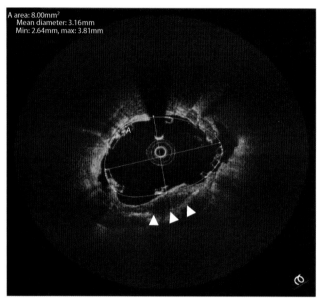

图 10-3　**钙化斑块处置入 BVS 典型图像**　钙化斑块方向 BVS 膨胀受限（白色箭头），提示 BVS 小梁不均匀膨胀且贴壁不良

## 第二节　生物可吸收支架置入后 OCT 评价

BVS 置入后应行 OCT 检查评估 BVS 置入效果，首先应明确 BVS 置入后的膨胀和贴壁情况。球囊扩张可导致急性支架断裂和晚期小梁连续性中断，其特征为在同一管腔横截面扇形角度中存在两个支架小梁互相交叉，伴或不伴贴壁不良，或在二维（2D）OCT 中存在孤立支架小梁漂浮于管腔中心，且与周围其他支架小梁无明显连接（图 10-2）[11]。对叮疑存在断裂小梁部位行三维（3D）OCT 重建有助于明确诊断。有研究报道，几乎所有 BVS 均存在膨胀不良和支架面积小于预测面积情况（图 10-1），尤其是存在钙化斑块时 [4]。GHOST-EU 是欧洲一项多中心注册研究，其早期和中期结果显示 BVS 支架内血栓发生率较高（术后 6 个月为 2.1%）[12]。但该研究中 BVS 置入多由缺乏经验术者完成，且仅 15% 患者接受腔内影像学（如 IVUS 或 OCT）检查，鉴于其中 70% 支架内血栓发生于术后 30 天内，推测其高支架内血栓发生率可能更多与操作原因（如支架膨胀不良或贴壁不良）有关，故推荐 BVS 置入后在 OCT 指导下行非顺应性球囊后扩张以优化 BVS 置入效果。测量支架面积时应以贴壁良好支架小梁黑色核心的外缘中点（图 10-4a）或贴壁不良支架小梁外缘中点的连线为准（图 10-4b）。

其次,长病变置入多个BVS时,应仔细评估支架重叠处血管情况(图10-5)。支架重叠置入时需注意:①在小血管中小梁重叠可能阻塞管腔,导致血流中断和潜在不良事件(如支架内血栓);②血管壁对BVS重叠部分小梁的早期和远期反应尚不清楚;③分叉病变采用BVS行双支架术(如行Crush技术)时可能会出现三层支架小梁重叠。BVS置入时要做到最佳重叠(重叠部分最小或完全相邻而无重叠)存在一定的难度,其原因在于:①透视下聚合物涂层不显影;②支架近端和远端实际位置位于两端铂金标记点以外。

第三,与DES相似,BVS置入后也常发生支架边缘夹层,导致近期或远期不良事件。因此,BVS置入后需仔细评估边缘夹层范围和深度,以判断是否需要置入额外BVS。

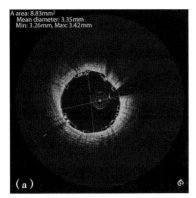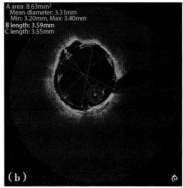

图10-4　**测量支架面积**　支架面积测量是通过良好贴壁支架小梁黑色核心外缘中点(a)或贴壁不良支架小梁外缘中点(b)连线得出

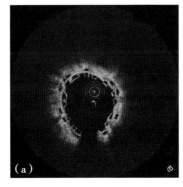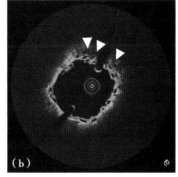

图10-5　(a)BVS重叠部分。(b)分叉病变应用Crush技术置入BVS后三层支架小梁重叠(白色箭头)

最后,还应轴向评估BVS完整性。特殊情况下BVS可被纵向拉伸(如存在钙化斑块或释放压力较大)。BVS纵向延长可能导致如下影响:①覆盖开口病变时突入近端主支血管;②覆盖正常血管节段过长;③支架着陆于目标着陆区以外的病变段。

## 第三节　生物可吸收支架置入后OCT随访

既往研究显示,BVS置入后6~9个月新生内膜开始覆盖支架小梁。覆盖厚度可通过测量每个支架小梁外缘中点与管腔间距离得出。BVS支架小梁厚度为150μm,当覆盖厚度超过此阈值时可认为支架被完全覆盖。但该方法未考虑支架小梁厚度会随时间发生变化，因此常常低估覆盖支架的内皮厚度，高估内皮未覆盖支架小梁百分率。许多离线软件可半自动勾勒血管管腔和支架轮廓，并可手动进行校正。使用双 BVS 治疗分叉病变和多 BVS 治疗慢性完全闭塞（chronic total occlusion，CTO）病变病例见图 10-6 和图 10-7。

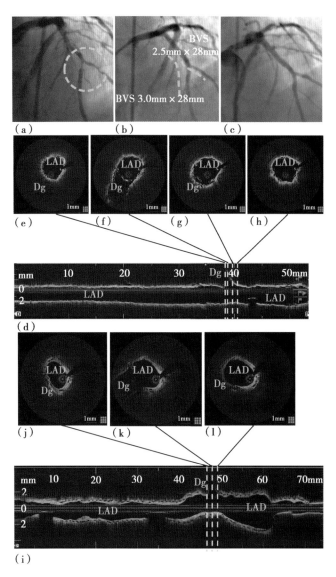

图 10-6　**置入双 BVS 处理分叉病变**　（a）基线造影。（b）PCI 术后造影。（c）PCI 术后 2 年随访造影。（d-h）BVS 置入后 OCT 图像。（f）边支（对角支）开口和主干（前降支）可见支架小梁贴壁良好。（g）可见支架重叠处存在轻度贴壁不良。（i-l）2 年随访时 OCT 图像，分叉处所有支架小梁均被新生内膜覆盖。LAD，术前降支；Dg，对角支；BVS，生物可吸收支架

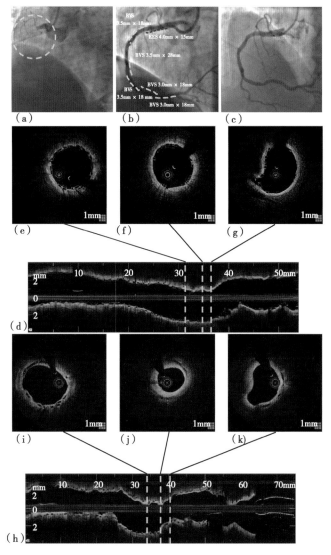

图 10-7　**置入多个 BVS 治疗 CTO**　（a）基线血管造影。（b）PCI 术后造影。（c）PCI 术后 1 年随访造影。（d-g）BVS 置入后 OCT 图像。（d）支架重叠和（e）未重叠段支架小梁均贴壁良好。（f）钙化斑块处存在轻微贴壁不良；（h-k）1 年随访时 OCT 图像。（i）支架重叠和（j）未重叠段未见明显支架回缩。（j）可见广泛新生内膜，最小管腔面积为 3.5mm²。（k）先前轻微支架贴壁不良段已被新生内膜覆盖。BVS，生物可吸收支架

　　ABSORB Ⅱ研究发现，BVS 置入后一年内靶病变失败（target lesion failure，TLF）率为 5%[13]。在一项临床和造影特征均较 ABSORB Ⅱ研究入选患者复杂的真实世界注册研究中（n=1 189），6 个月 TLF 发生率为 4.4%[12]。我们近期报道了一系列 BVS 失败病例，发现地理丢失导致异常边缘血管反应和支架膨胀不良是 BVS 失败最常见原因[14]。由于此时 BVS 小梁机械支撑性能通常已部分丧失，如行球囊扩张可能导致支架小梁断裂和难以确定的后果，故目前对 BVS 失败的最佳处理方法仍不清楚[15]。

（公永太　赵鑫博　译）

## 参考文献

1. Ormiston JA, Serruys PW. Bioabsorbable coronary stents. *Circulation Cardiovascular Interventions* 2009;2:255–60.

2. Abizaid A, Costa JR, Jr., Bartorelli AL, Whitbourn R, van Geuns RJ, Chevalier B, Patel T, Seth A, Stuteville M, Dorange C, Cheong WF, Sudhir K and Serruys PW. The ABSORB EXTEND study: Preliminary report of the twelve-month clinical outcomes in the first 512 patients enrolled. *EuroIntervention* 2015;10:1396–401.

3. Brown AJ, McCormick LM, Braganza DM, Bennett MR, Hoole SP and West NE. Expansion and malapposition characteristics after bioresorbable vascular scaffold implantation. *Catheterization and Cardiovascular Interventions* 2014;84:37–45.

4. Attizzani GF, Ohno Y, Capodanno D, Francaviglia B, Grasso C, Sgroi C, Wang W, Fujino Y, Ganocy SJ, Longo G, Tamburino CI, Di Salvo M, La Manna A, Capranzano P and Tamburino C. New insights on acute expansion and longitudinal elongation of bioresorbable vascular scaffolds in vivo and at bench test: A note of caution on reliance to compliance charts and nominal length. *Catheterization and Cardiovascular Interventions* 2015;85:E99–107.

5. Ormiston JA, De Vroey F, Serruys PW and Webster MW. Bioresorbable polymeric vascular scaffolds: A cautionary tale. *Circulation Cardiovascular Interventions* 2011;4:535–8.

6. Prati F, Guagliumi G, Mintz GS, Costa M, Regar E, Akasaka T, Barlis P, Tearney GJ, Jang IK, Arbustini E, Bezerra HG, Ozaki Y, Bruining N, Dudek D, Radu M, Erglis A, Motreff P, Alfonso F, Toutouzas K, Gonzalo N, Tamburino C, Adriaenssens T, Pinto F, Serruys PW, Di Mario C and Expert's OCTRD. Expert review document part 2: Methodology, terminology and clinical applications of optical coherence tomography for the assessment of interventional procedures. *European Heart Journal* 2012;33:2513–20.

7. Attizzani GF, Ohno Y, Capranzano P, La Manna A, Francaviglia B, Grasso C, Sgroi C, Tamburino C, Longo G, Fujino Y, Capodanno D and Tamburino C. Initial experience of percutaneous coronary intervention in bifurcations with bioresorbable vascular scaffolds using different techniques—Insights from optical coherence tomography. *International Journal of Cardiology* 2013;170:e33–5.

8. Foin N, Sen S, Allegria E, Petraco R, Nijjer S, Francis DP, Di Mario C and Davies JE. Maximal expansion capacity with current DES platforms: A critical factor for stent selection in the treatment of left main bifurcations? *EuroIntervention* 2013;8:1315–25.

9. Bezerra HG, Costa MA, Guagliumi G, Rollins AM and Simon DI. Intracoronary optical coherence tomography: A comprehensive review clinical and research applications. *JACC Cardiovascular Interventions* 2009;2:1035–46.

10. Dahm JB, van Buuren F. Low resolution limits and inaccurate algorithms decrease significantly the value of late loss in current drug-eluting stent trials. *International Journal of Vascular Medicine* 2012;2012:417250.

11. Garcia-Garcia HM, Serruys PW, Campos CM, Muramatsu T, Nakatani S, Zhang YJ, Onuma Y and Stone GW. Assessing bioresorbable coronary devices: Methods and parameters. *JACC Cardiovascular Imaging* 2014;7:1130–48.

12. Capodanno D, Gori T, Nef H, Latib A, Mehilli J, Lesiak M, Caramanno G, Naber C, Di Mario C, Colombo A, Capranzano P, Wiebe J, Araszkiewicz A, Geraci S, Pyxaras S, Mattesini A, Naganuma T, Munzel T and Tamburino C. Percutaneous coronary intervention with everolimus-eluting bioresorbable vascular scaffolds in routine clinical practice: Early and midterm outcomes from the European multicentre GHOST-EU registry. *EuroIntervention* 2015;10:1144–53.

13. Serruys PW, Chevalier B, Dudek D, Cequier A, Carrie D, Iniguez A, Dominici M, van der Schaaf RJ, Haude M, Wasungu L, Veldhof S, Peng L, Staehr P, Grundeken MJ, Ishibashi Y, Garcia-Garcia HM and Onuma Y. A bioresorbable everolimus-eluting scaffold versus a metallic everolimus-eluting stent for ischaemic heart disease caused by de-novo native coronary artery lesions (ABSORB II): An interim 1-year analysis of clinical and procedural secondary outcomes from a randomised controlled trial. *Lancet* 2015;385:43–54.

14. Longo G, Granata F, Capodanno D, Ohno Y, Tamburino CI, Capranzano P, La Manna A, Francaviglia B, Gargiulo G and Tamburino C. Anatomical features and management of bioresorbable vascular scaffolds failure: A case series from the GHOST registry. *Catheterization and Cardiovascular Interventions* 2015;85:1150–61.

15. Ohno Y, Mangiameli A, Attizzani GF, Capodanno D and Tamburino C. Optical coherence tomography assessment of late intra-scaffold dissection: A new challenge of bioresorbable scaffolds. *JACC Cardiovascular Interventions* 2015;8:e11–2.

# 第十一章

# 雅培 ILUMIEN OPTIS Mobile 系统及 OPTIS Integrated 系统

## 第一节　操作平台概述

　　光学相干断层成像（optical coherence tomography，OCT）是一种利用光学成像导管发射近红外光来获取高分辨率、实时图像的成像方式。由于近红外光的频率和频宽特性，OCT图像分辨率优于超声图像。ILUMIEN™ OPTIS™ Mobile 系统和 OPTIS™ Integrated 系统是圣犹达医疗公司（现已被雅培公司收购）开发的最新一代用于经皮冠状动脉介入治疗（percutaneous coronary intervention，PCI）的 OCT 优化平台[1, 2]。

　　血流储备分数（fractional flow reserve，FFR）是最大充血状态下狭窄远端冠状动脉压与主动脉压比值，代表狭窄处最大血流量和无狭窄冠状动脉最大血流量比值。该比值通过冠状动脉内压力传感器和主动脉压力传感器测得。术者可结合 FFR 检测结果、患者病史和临床诊断等判断病变是否需进一步治疗。

　　ILUMIEN™ OPTIS™ Mobile 系统是采用最先进 OCT 技术的可移动系统，能提供实时三维血管重建、造影融合（angio coregistration，ACR）并协助 PCI 决策。ACR 可在造影图像上同步标注 OCT 图像获取位置，从而将 OCT 得到的解剖学信息用于后续治疗。OPTIS™ Integrated 系统是与 ILUMIEN OPTIS Mobile 系统同平台的固定工作站，可迅速获取 FFR 数值和 OCT 图像。在 FFR 和 OCT 图像采集及回放期间，术者或技师均可操控该系统，并通过导管室监视器回放 FFR 和 OCT 图像。

### 一、FD-OCT 操作原理

　　OCT 基于 Michelson 干涉度量学实现低相干干涉成像[3-5]。传统时域 OCT（time-domain OCT，TD-OCT）原理是光源发出的光经分束器分为两束，一束发射至血管组织（样品臂），另一束发射至已知参数的反光镜（参考臂），只有当自样品臂和参考臂反射回的光束时间延迟一致时，两束光才会发生光学干涉，此时即可通过参考臂参数得到光线穿透的样品臂不同成像深度各组织结构光学信号信息，进而得到组织断层图像[6, 7]。

　　与传统 TD-OCT 相比，基于傅立叶变换理论的频域 OCT（frequency-domain OCT，FD-OCT）成像速度快 10～200 倍，探测灵敏度高 10～100 倍[8-10]。与 TD-OCT 不同，FD-OCT不需要机械旋转反光镜即可获得不同深度组织的干涉光谱，通过傅立叶转换即可得到样品不同轴向位置的扫描图像[8-10]。FD-OCT 主要有谱域 OCT（spectral-domain OCT，SD-OCT）和扫频 OCT（swept-source OCT，SS-OCT）两种。SD-OCT 使用宽带光源（波长固定），利用高解析度的光谱仪生成光谱干涉图像，由于其分辨率高且能够提供视网膜 3D 成像，故已广泛用于眼科临床实践[11-14]。SS-OCT 使用波长可变的激光光源，通过高分辨率光电探测器获取光谱干涉图像[15-19]，其发射的近红外光波长为 1μm 和 1.3μm，有利于减少光学散射，并能增加在其生物组织中的成像深度，是大多数生物医学应用中的理想成像技术（图 11-1）[20]。

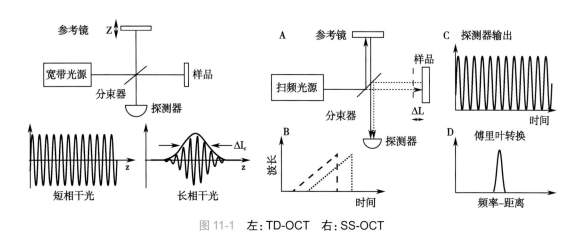

图 11-1　左：TD-OCT　右：SS-OCT

## 二、通用系统参数

ILUMIEN™ OPTIS™ Mobile 系统和 OPTIS™ Integrated 系统拥有全新高速 OCT 引擎，扫描速率 180 帧 / 秒，成像模式可分为 75mm 探查模式和 54mm 高分辨率模式，能够提供血管内结构的全面可视化信息。表 11-1 列举了成像系统通用参数。

表 11-1　OPTISTM Mobile 系统和 OPTISTM Integrated 系统成像规范

| 参数 | 规格 |
| --- | --- |
| **光学参数：系统孔径测量（光学控制器光纤端口）** | |
| 扫描激光光源 | 22.6mW 最大值 @ 1 305±55nm<br>（符合国际电工委员会标准 IEC 60825-1 的 1M 类激光输出标准） |
| 可见激光功率 | 1.45mW 最大值 @ 670nm<br>（符合国际电工委员会标准 IEC 60825-1 的 2M 类激光输出标准） |
| **回撤参数** | |
| 回撤范围 | 75mm<br>（如果连接 C7 Dragonfly 导管，范围为 54mm） |
| 回撤速度设定 | 18.0mm/s，36.0mm/s<br>（如果连接 C7 Dragonfly 导管，速度设置为 10.0、20.0 和 25.0mm/s） |
| **常用扫描参数** | |
| 扫描直径（在空气中） | 7.0mm |
| 扫描直径（在对比剂中） | 4.83mm |

续表

| 参数 | 规格 |
|------|------|
| 直径测量精度 | 7%±0.1mm |
| 面积测量精度 | 10%±0.1mm$^2$ |
| 轴向分辨率 | ≤20μm（组织内） |
| 横向分辨率 | 25～60μm |
| 光学灵敏度 | 最低 90dB |
| 扫描频率 | 最低 81kHz |
| 帧频 | 180fps（Hz） |
| | （如果连接 C7Dragonfly 导管，帧频为 100fps[Hz]） |

## 三、导管参数

雅培公司的 C7 Dragonfly、Dragonfly Duo 和 Dragonfly OPTIS 三种成像导管光学参数在各代产品中均无改变（表 11-2），主要区别在于：①近端连接处设计，是否允许更长的回撤距离和高速旋转；②鞘管是否使用新型涂层材料从而允许软件进行自动校准；③是否具有不透射线标记，以提升导管的可视性且便于定位；④尖端是否采用快速交换设计，以避免导丝进入镜头范围。ILUMIEN OPTIS Mobile 系统和 OPTIS Integrated 系统可兼容使用 C7 Dragonfly、Dragonfly Duo 和 Dragonfly OPTIS 成像导管。

Dragonfly 成像导管由导管外鞘和内部可旋转的光纤成像核心组成。导管工作长度为 135cm，直径为 2.7Fr。其尖端为可快速交换的"微型导轨"，微型导轨交换头端长度约为 20mm。导管采用亲水涂层设计，可与 0.014 英寸工作导丝兼容[21-23]。

微型导轨部分是成像区域。在图像采集过程中，成像导管光纤核心旋转并在导管内自动回撤，从而获得血管节段连续 360 度的回撤图像。使用前需通过导管近端侧管的鲁尔接口用对比剂原液清洗导管腔。侧管上连接一 3ml 注射器，这一设计便于成像过程中进行反复的导管清洗，且可保持稳定压力以阻止血液反流。

表 11-2　Dragonfly 成像导管的差异

| | C7 Dragonfly | Dragonfly Duo | Dragonfly OPTIS |
|------|------|------|------|
| 扭控金属丝 | 未整合不透射线标记 | 整合两个不透射线标记 | 整合两个不透射线标记 |
| 远端鞘 | 带透明窗口的快速交换型头端 | 带透明窗口的快速交换型头端 | 含有 TiO$_2$ 的双腔快速交换型头端 |
| 近端杆身标记 | 无杆身标记 | 一个距离尖端 100cm 处的杆身标记 | 距离尖端 90cm 和 100cm 的两处杆身标记 |
| RFID | 否 | 是 | 是 |
| 最高转速 | 100Hz | 200Hz | 200Hz |
| 最大回撤速度 | 20mm/s | 40mm/s | 40mm/s |
| 最大回撤范围 | 50mm | 75mm | 75mm |

注：RFID，射频识别。

C7 Dragonfly 成像导管有两个不透射线标记。远端标记（微型导轨尖端标记）位于距导管尖端 4mm 处，近端标记（光镜标记）位于扫描光镜以远 4mm 处。Dragonfly Duo 和 Dragonfly OPTIS 成像导管有三个不透射线标记。尖端标记距导管尖端 4mm，镜头标记位于扫描光镜近端 1mm 处，近端标记位于光镜标记之后 50mm 处。回撤成像时，光镜标记和近端标记随成像核芯回撤，而尖端标记保持静止，成像核芯透视下可见。

### 四、ILUMIEN、C7xr、M3 和 M2 参数比较

表 11-3 将当前系统与早期几代成像系统进行比较。当前系统集成了 FD-OCT 和高速数据采集技术，显著提升成像速度和范围。轴向扫描范围和导管旋转速度也因成像导管、驱动电机和光学控制器（drive-motor and optical controller，DOC）的改进而增加。ILUMIEN 系统是第一个将 OCT 成像和无线 FFR 技术结合的商业化系统，可提供冠状动脉解剖和生理信息，进一步提升诊断准确性并优化 PCI。OCT 和 FFR 功能整合将成为包括 OPTIS™ MOBILE 系统和 OPTIS Integrated 系统在内的所有未来产品的标准配置。

表 11-3　LightLab/ 雅培血管内 OCT 系统成像性能比较

| | ILUMIEN OPTIS | ILUMIEN | C7xr | M3 | M2 |
|---|---|---|---|---|---|
| OCT 技术 | FD-OCT | FD-OCT | FD-OCT | TD-OCT | TD-OCT |
| 光源 | 扫描光源 | 扫描光源 | 扫描光源 | SLED | SLED |
| 扫描速率 | >81kHz | 50.4kHz | 50.4kHz | 4.8kHz | 3.2kHz |
| 帧频 | 180fps | 100fps | 100fps | 20fps | 16fps |
| 扫描范围（组织中） | 7.0mm | 7.0mm | 7.0mm | 4.6mm | 4.6mm |
| 轴向分辨率（组织中） | ≤20μm | ≤20μm | ≤20μm | ≤20μm | ≤20μm |
| 最大回撤范围 | 75mm | 50mm | 50mm | 55mm | 55mm |
| 最大回撤速度 | 36mm/s | 25mm/s | 25mm/s | 2mm/s | 2mm/s |
| 横向分辨率 | 25～60μm | 25～60μm | 25～60μm | 25～60μm | 25～60μm |
| 最小光学灵敏度 | 90dB | 90dB | 90dB | 90dB | 90dB |
| FFR 一体化 | 是 | 是 | 否 | 否 | 否 |

注：SLED，超发光二极管。

## 第二节　OPTIS™ MOBILE 系统

本节介绍 OPTIS™ MOBILE 系统的关键组件（图 11-2）——OCT 成像引擎、DOC 和移动控制台。

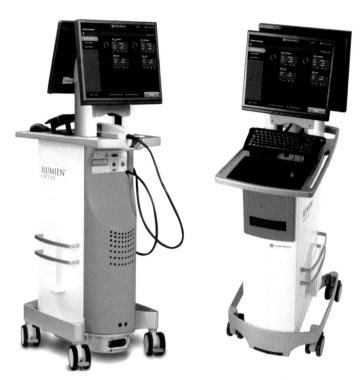

图 11-2　ILUMIEN™ OPTIS™ Mobile 系统

## 一、成像引擎

OCT 成像引擎包括可产生 1.3μm 波长近红外光的激光扫描光源、提供参考光信号的参考臂、产生光干涉信号和时钟信号的光学模块和提供平衡光电探测和时钟脉冲震荡的高速光电（electro-optical，EO）回路。OCT 成像导管采集的组织背向散射光与光学模块中参考光相干涉，经 EO 回路转换为电子信号（即成像引擎输出信号），再经数据收集系统（data acquisition system，DAS）收集，再经计算机处理后成像。

## 二、驱动电机和光学控制器（DOC）

DOC 为驱动电机和光学控制器的一体化组件，在床边控制 OCT 成像功能，既是成像引擎和成像导管间接口，又可控制导管高速旋转和回撤进行 3D OCT 成像。高速马达驱动的光纤旋转接头（fiber-optic rotary joint，FORJ）是 OCT 成像引擎和成像导管间的光学接口。FORJ 马达组件通过搭载步进电机的位移平台实现回撤功能。术者在 DOC 上插入、锁定导管后，内部光学连接自动完成。成像过程中外鞘不旋转，光纤核心在导管内回撤，回撤过程中不存在移动部件外露。DOC 提供控制按钮来执行基本成像采集命令，详见表 11-4。

表 11-4　ILUMIEN™ OPTIS™ Mobile 系统和 OPTIS™ Integrated 系统的 DOC 控制

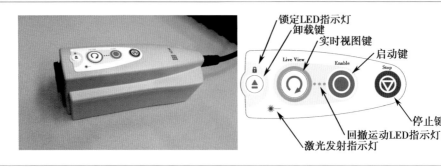

| 锁定 LED 指示灯 | ● 当成像导管未加载时熄灭 |
| --- | --- |
| | ● 加载或卸载成像导管时闪烁 |
| | ● 当成像导管加载时亮起 |
| 卸载键 | ● 按下后可卸载成像导管 |
| 实时视图键 | 按下可在待机视图和实时视图之间切换 |
| 启动键 | 按下可进行自动校准，启动回撤（如校准完成）或使用手动触发时开始回撤 |
| 停止键 | 按下可结束导管运动和激光输出 |
| 回撤运动 LED 指示灯 | ● 当成像导管静止时熄灭 |
| | ● 在成像导管回撤期间闪烁 |
| 激光发射指示灯 | 当激光输出开启（系统处于实时扫描模式）时亮起 |

## 三、移动控制台

除成像引擎和 DOC，ILUMIEN OPTIS Mobile 系统在移动控制台上还包括以下组件：

● 两个监视器（操作者侧和医生侧）
● 隔离变压器
● 主动脉压和压力导丝接收器（FFR 选配）
● WIFI 无线发射器 Wi-Box（FFR 选配）
● 电脑主机、键盘、鼠标和电源线

ILUMIEN™ OPTIS™ Mobile 系统详细功能介绍可以在"ILUMIEN™ OPTIS™ 系统使用说明书"中找到。

## 第三节　OPTIS™ INTEGRATED 系统

OPTIS™ Integrated 系统（图 11-3）整合于导管室，其 OCT 和 FFR 功能处于实时待机状态，从而节约准备、开机和输入患者信息时间。本节介绍系统结构设计和关键部件，包括控制室机柜、远程电缆、DOC 挂架、床旁控制器和移动工作台，并介绍安装选项。

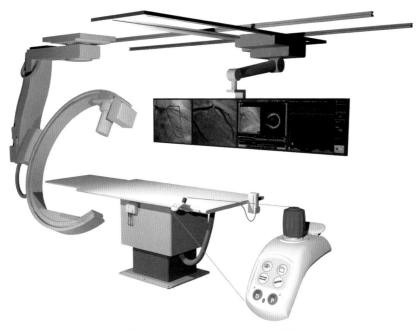

图 11-3 OPTIS™ Integrated 系统

## 一、结构设计

OPTIS™ Integrated 系统通过运用 FFR 和 OCT 功能帮助术者了解病变生理和解剖特征,指导后续治疗。该系统具备与 ILUMIEN™ OPTIS™ Mobile 系统等同成像和分析能力,但查看和操作界面更方便。

OPTIS™ Integrated 系统结构设计(图 11-4)包括以下新功能:

- 控制室机柜:用于安放成像引擎和 PC。
- DOC 挂架:用于收纳 DOC。挂架可被安装在床尾或监视器吊臂上,并通过连接线与引擎、PC、FFR 无线接收器、床旁控制器、选配的移动工作站相连接。
- 远程电缆:连接控制室机柜中的引擎和操作间 DOC 挂架,用于传送光电信号。
- 床旁控制器:设有按钮和操纵杆,用于获取和回放图像。
- 移动工作站:整合无线连接监视器、键盘和鼠标的移动推车,可被安置在手术间,供手术间操作者使用。
- ACR 硬件:通过 ACR 软件采集造影视频影像的设备。

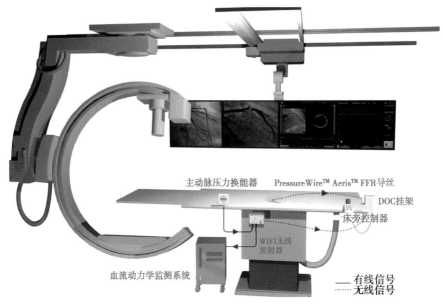

图 11-4　OPTIS™ Integrated 系统结构设计

## 二、控制室机柜

控制室机柜（图 11-5）容纳引擎、PC、电源和 USB/ 视频外接接口设备等系统基本组件，应安放于控制室桌下或设备间。

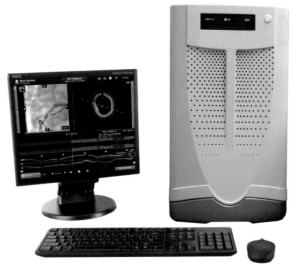

图 11-5　OPTIS™ Integrated 系统机柜和控制室组件

## 三、DOC 挂架

DOC 挂架（图 11-6）是导管室中各个接口枢纽站。它将 USB 接口从 PC 扩展到床旁控制器和 FFR 接收器。挂架和光纤缆线通过远程电缆连接至控制室机柜。挂架通过 2.7m 缆线给 DOC 供电并传输光学信号。

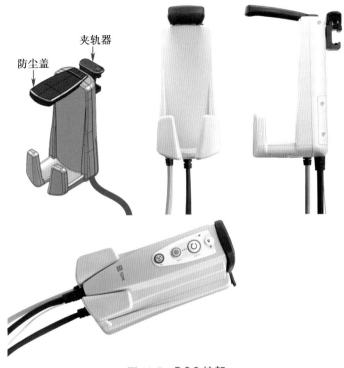

图 11-6 **DOC 挂架**

当床旁控制器设置为 USB 模式时，DOC 挂架为床旁控制器供电并提供控制接口。DOC 挂架与 FFR 接收器通过 USB 接口相连接。

## 四、远程电缆

远程电缆是长 27m 的 EO 混合电缆，将光信号和电源从控制室机柜延伸到 DOC 挂架。

## 五、床旁控制器

术者可通过床旁控制器（图 11-7）在手术台上操作 C8i 系统。床旁控制器包括沿 X-Y 轴运动的摇杆控制器、功能和鼠标类似的按钮和键盘。

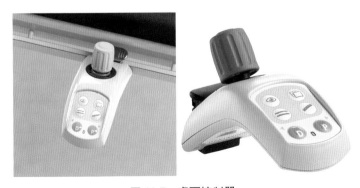

图 11-7 **桌面控制器**

床旁控制器可以通过 USB 或者蓝牙模式与 DOC 挂架连接和通讯。在蓝牙模式中，床旁控制器需通过 USB 口连接 5V 电源。

### 六、安装选择（吊臂或台面安装）

DOC 挂架通常安装在床旁以便术者直接操作 DOC，也可安装于监视器吊臂，这样术中不使用 OCT 时操作台空间更大。

## 第四节　OCT 应用模式及功能

OCT 图像存储于内置系统中，用户可实时回看、分析或导入其他设备进行后处理。OCT 软件允许用户使用不同模式回看 OCT 影像，包括 B 模式、L 模式和管腔轮廓模式，还可对图像进行 3D 重建。本节介绍 OCT 不同模式、数据存储和导出选项。

### 一、B 模式、L 模式和管腔轮廓模式

OCT 图像窗口可显示回撤影像中某一个横截面图像（B 模式）或血管长轴图像（L 模式），如图 11-8。通过在 L 模式面板中点击回放或者移动当前帧指示器（黄 - 绿条），用户可以逐帧回看 B 模式采集的图像，从而评估管腔结构。B 模式采集的图像可以逐帧测量、计算和标注，也可截屏或者导出目标图像（表 11-5）。

OCT 回撤时，系统逐帧获取血管横截面图像，并构建血管长轴视图。L 模式下，长轴视图显示在屏幕下部，图像左侧为回撤血管的远端。图像窗口中的黄 - 绿条负责切面控制功能，通过旋转黄 - 绿条控制线对长轴影像进行调整。只有在回撤和原位扫描时才能打开 L 模式，静止状态的图像无法打开 L 模式。

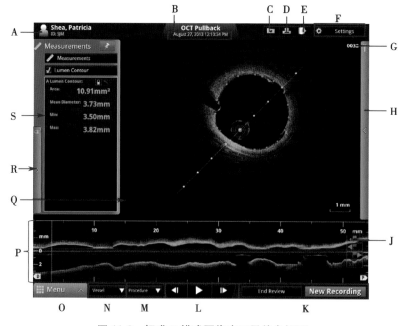

图 11-8　标准 B 模式图像窗口及信息概要

表 11-5 OCT 图像窗口功能

| 功能 | 描述 |
|---|---|
| A. 患者姓名和 ID | |
| B. 记录日期和时间 | |
| C. 捕获按钮 | 保存当前帧 |
| D. 打印按钮 | 打印当前帧到文件 |
| E. 出口按钮 | 单击打开导出向导 |
| F. 设置按钮 | 单击打开设置菜单 |
| G. 帧数 | 仅在暂停中可见 |
| H. 工具板 | 测量和注释工具 |
| J. 书签控制 | 向 L 模式视图添加或删除书签 |
| K. 结束审查 / 新记录 | 关闭当前窗口并返回到"病人列表"菜单 |
| L. 回放控制 | 控制 OCT 录像回放 |
| M. 程序列表 | 描述此记录的下拉列表 |
| N. 血管列表 | 记录血管下拉列表 |
| O. 菜单 | 显示上下文菜单 |
| P. L- 模式视图 | 管腔横向表示 |
| Q. 图像窗口 | 血管横断面图 |
| R. 视图选项 | 高级显示和管腔轮廓菜单 |

OCT 系统一旦采集到图像,就会根据每一帧图像自动生成血管的管腔轮廓图。用户使用管腔轮廓工具可查看最小管腔面积(minimum lumen area,MLA)。L 模式下,OCT 系统记录的数值显示在视窗的最顶端。该功能可提供病变特点和信息,辅助选择支架尺寸。表 11-6 展示使用管腔轮廓工具测量 MLA 的控制界面。

表 11-6 管腔轮廓工具测量 MLA 的控制界面

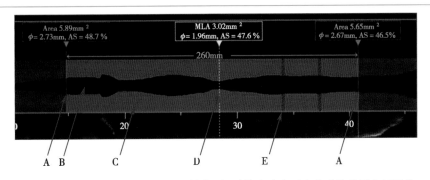

A. 远端和近端参考帧:通过移动光标确定参考帧位置,系统自动在两个参考帧范围之间寻找 MLA 位置

B. 管腔面积以黑色显示

C. 如系统认为管腔区域轮廓可信度很高,或者该轮廓已被术者确认,则该区域为褐色

D. 计算 MLA:虚线标示 MLA 位置

E. 当系统认为管腔轮廓可信度较低时,该截面呈红色。在 MLA 计算中不考虑这些帧

## 二、3D 重建视图

OPTIS 系统成像速度极快，回撤图像极少产生运动伪影，使得 3D 重建视图可从不同方向提供更多的血管结构信息。OCT 软件具有先进的 3D 显示模式，术者可在 3D 组织模式和 3D 管腔模式下回看 OCT 影像。3D 组织模式可逐帧观察管腔立体图像，清晰显示血管的 3D 组织结构。表 11-7 为 3D 组织模式示例。

表 11-7　3D 组织模式

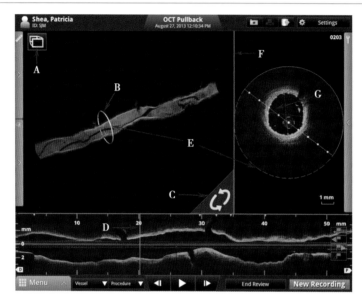

A. 视图模式：单击以切换窗口模式（如上文所示）和全屏模式，也可通过床旁控制器操作。

B. 当前帧指示器（3D 视图）：滚动鼠标滚轮切换 L 模式中的切面，同时改变横截面视图中显示的图像。

C. 切面旋转热点：光标放在热点上并旋转鼠标，以旋转 L 模式显示的切面。

D. 当前帧指示符（L 模式视图）：单击并拖动以更改显示帧。

E. 3D 视图和横截面视图的关系：横截面视图中实线部分对应 3D 视图中呈现出来的一半，虚线部分对应 3D 视图的未呈现的另一半。蓝色和黄色用于对两者所指范围进行区分。

F. 单击并左右拖动分隔条，以更改 3D 图像大小与横截面视图大小。

G. 切面指示器：切面在横截面视图中显示为实线。旋转此选项可更改 L 模式中的横截面视图。

图 11-9 为 3D 管腔模式下逐帧显示的血管腔内轮廓图像。如在激活 3D 管腔模式前已手动启动 MLA 计算功能，则 3D 视图还将同时显示远端参考帧、近端参考帧和 MLA 帧位置。3D 模式可帮助术者对血管形态进行定性和定量评价。

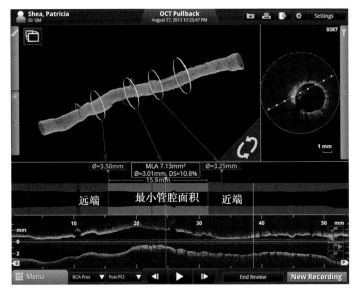

图 11-9　三维模式中显示最小管腔面积（MLA）帧

### 三、数据管理

所有的 OCT 数据在图像获取完成后都被自动存储为 RAW 文件。OCT 软件可导出、导入和管理 RAW 文件。可选择本地文件格式（RAW）或 DICOM 格式导出 OCT 记录，导出后可存储于 DICOM 存储服务器、CD/DVD 或者外部 USB 设备。用户可选择在导出后将本地文件删除或继续保存。

如选择本地文件格式（RAW）导出，则所有 OCT 记录文件可被直接导入其他 ILUMIEN、ILUMIEN OPTIS Mobile 平台、OPTIS Integrated 系统或离线查看工作站（offline review workstation，ORW）。RAW 文件数据与原始文件完全一致，包括所有测量指标和标注、病人信息及系统认为可能存在的成像质量问题。

如果选择标准文件格式（AVI、压缩 AVI、多段 TIFF、JPEG、TIFF 或 BMP 格式）导出，则所有 OCT 记录图像可在电脑中打开，但不能被 ILUMIEN 系统、OPTIS Mobile 系统、OPTIS Integrated 系统或 ORW 查看或编辑。

## 第五节　OCT-造影融合功能

造影融合功能（ACR）是一种将血管造影和 OCT 整合的新功能，可逐帧将 OCT 图像与相应位置的血管造影同步。目前 ILUMIEN™ OPTIS™ Mobile 系统和 OPTIS™ Integrated 系统软件包中已预置 ACR 功能。ACR 可帮助术者确定 OCT 图像在冠状动脉造影图像中的位置，并指导支架定位和优化支架置入。本节将主要介绍 ACR 工作原理、操作规范和工作流程。

## 一、工作原理

OCT/ACR 在硬件和软件方面对前一代 OCT 系统进行了全面提升，可与大部分安装的 X 线系统相兼容。使用 ACR 时，术者必须使冠状动脉造影影像涵盖整个 OCT 回撤过程。精确同步的关键是在冠状动脉造影中准确定位 OCT 镜头的位置。

## 二、ACR 工作流程

OCT/ACR 过程可通过以下步骤完成（图 11-10）：

1. 将光标置于目标血管远段，例如导丝 RO（不透射线部分）处或其附近，单击将其设为第一个（远端）控制点（图 11-10a）。此时屏幕将显示白色控制点和 ACR 指导的第二步。

2. 将光标从远端向近端移动，在目标血管近段至少再设置一个控制点，例如靠近指引导管尖端位置，单击后将出现另一个白色控制点（图 11-10b）。系统将自动绘制连接目标血管控制点之间的追踪线（图 11-10c），随后屏幕显示"继续"按钮。

3. 验证轨迹是否在目标血管中。确定无误后点击"继续"按钮。显示 ACR 指导第三步。

4. 点击"确认"按钮，确认目标血管路径和方向（远端到近端）。系统将启动 OCT 图像和血管同步，屏幕显示"请等待"。当同步完成，屏幕将显示"同步成功"（图 11-10d）。

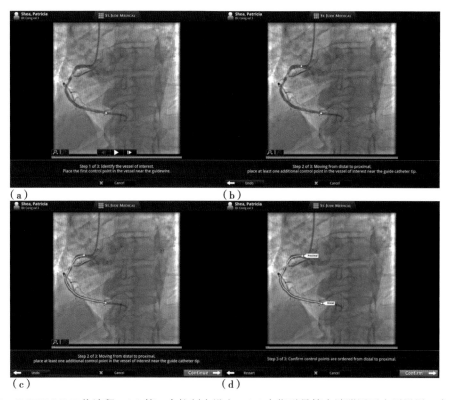

图 11-10　OCT/ACR 工作流程　（a）第一个控制点设定。（b）在指引导管尖端附近至少再设置一个控制点。（c）血管追踪线连接控制点。（d）图像整合完成

ILUMIEN OPTIS Mobile 系统和 OPTIS™ Integrated 系统通过提供冠状动脉内 OCT 图像和 FFR 功能学评估可对 PCI 过程进行优化。通过和 ACR 功能组合，可使冠状动脉血管造影和 OCT 图像同步，从而将 OCT 获取的解剖学信息和后续治疗措施相联系。

随着 OCT 技术发展，未来 OCT 成像速度将更快，图像获取时间更短，成像过程造影剂用量和心跳所致运动伪影会更少。极化分集检测技术[24] 也可能被应用于 OCT 系统中，能够提供更丰富的图像信息，如基于双折射分析的组织学分型，并可提高图像质量。这些改进必将进一步推动 OCT 在 PCI 优化中的应用。

（孙中伟　张佳伟 译）

## 参考文献

1. St. Jude Medical. ILUMIEN™ OPTIS™ System: Instructions for use. Rev. A. St. Paul, MN: St. Jude Medical.
2. St. Jude Medical. OPTIS™ Integrated System: Instructions for use. Rev. A. St. Paul, MN: St. Jude Medical.
3. Takada K et al. New measurement system for fault location in optical waveguide devices based on an interferometric technique. *Applied Optics* 1987;26:1603–8.
4. Youngquist R et al. Optical coherence-domain reflectometry. *Optics Letters* 1987;12:158–60.
5. Gilgen HH et al. Submillimeter optical reflectometry. *IEEE Journal of Lightwave Technology* 1989;7:1225–33.
6. Huang D et al. Optical coherence tomography. *Science* 1991;254:1778–81.
7. Swanson EA et al. High-speed optical coherence domain reflectometry. *Optics Letters* 1992;17:151–3.
8. Choma MA et al. Sensitivity advantage of swept source and Fourier domain optical coherence tomography. *Optics Express* 2003;11:2183–9.
9. de Boer JF et al. Improved signal-to-noise ratio in spectral-domain compared with time-domain optical coherence tomography. *Optics Letters* 203;28:2067–9.
10. Leitgeb R et al. Performance of Fourier domain vs. time domain optical coherence tomography. *Optics Express* 2003;11:889–94.
11. Cense B et al. Ultrahigh-resolution high-speed retinal imaging using spectral-domain optical coherence tomography. *Optics Express* 2004;12:2435–47.
12. Wojtkowski M et al. Three-dimensional retinal imaging with high-speed ultrahigh-resolution optical coherence tomography. *Ophthalmology* 2005;112:1734–46.
13. Potsaid B et al. Ultrahigh speed spectral/Fourier domain OCT ophthalmic imaging at 70,000 to 312,500 axial scans per second. *Optics Express* 2008;16:15149–69.
14. LaRocca F et al. Robust automatic segmentation of corneal layer boundaries in SDOCT images using graph theory and dynamic programming. *Biomedical Optics Express* 2011;2:1524–38.
15. Chinn SR et al. Optical coherence tomography using a frequency-tunable optical source. *Optics Letters* 1997;22:340–2.
16. Yun SH et al. High-speed optical frequency-domain imaging. *Optics Express* 2003;11:2953–63.
17. Huber R et al. Unidirectional swept laser sources for optical coherence tomography at 370,000 lines/s. *Optics Letters* 2006;31:2975–7.
18. Adler DC et al. Phase-sensitive optical coherence tomography at up to 370,000 lines per second using buffered Fourier domain mode-locked lasers. *Optics Letters* 2007;32:626–8.
19. Tsai T-H et al. Ultrahigh speed endoscopic optical coherence tomography using micromotor imaging catheter and VCSEL technology. *Biomedical Optics Express* 2013;4:1119–32.
20. Brezinski ME et al. Optical coherence tomography for optical biopsy. Properties and demonstration of vascular pathology. *Circulation* 1996;93:1206–13.
21. St. Jude Medical. C7 Dragonfly™ imaging catheter: Instructions for use. Rev. E. St. Paul, MN: St. Jude Medical.
22. St. Jude Medical. Dragonfly™ JP/Duo imaging catheter: Instructions for use. Rev. C. St. Paul, MN: St. Jude Medical.
23. St. Jude Medical. Dragonfly™ OPTIS™ imaging catheter: Instructions for use. Rev. A. St. Paul, MN: St. Jude Medical.
24. Wang Z et al. Depth-encoded all-fiber swept source polarization sensitive OCT. *Biomedical Optics Express* 2014;5:2931–49.

# 第十二章

# 泰尔茂光学频域成像系统（OFDI）

泰尔茂公司生产的光学频域成像系统（optical frequency-domain imaging，OFDI）由 FastView 成像导管及 LUNAWAVE 成像控制台组成（图 12-1a～c），使用时 FastView 成像导管与 LUNAWAVE 步进马达（motor drive unit，MDU）相连。LUNAWAVE 产生的近红外光通过驱动杆远端的微型球透镜（图 12-2）后，经光纤传送至 FastView 成像导管尖端，进而发射到靶血管壁观察点，同时收集来自组织和 / 或置入装置的背散射光，并回传至 LUNAWAVE 主机，构建 OFDI 图像。

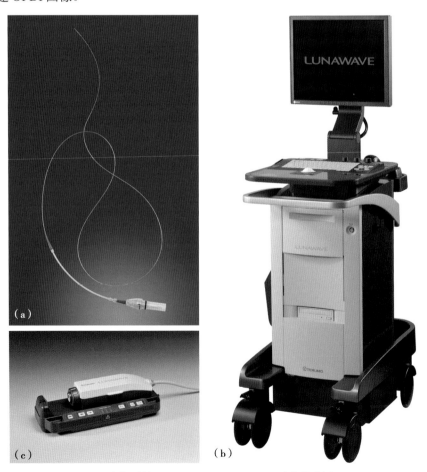

（a）

（c）

（b）

图 12-1 （a）FastView OFDI 成像导管。（b）LUNAWAVE OFDI 成像控制台。（c）LUNAWAVE MDU

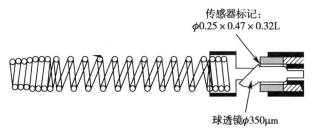

图 12-2　FastView 球镜模式

# 第一节　FastView 成像导管

## 一、系统组成与结构

成像导管主要由导管鞘和中心驱动杆组成。MDU 自动机械回撤时，驱动杆（扭控核心）在导管鞘内 360° 旋转，以获得血管纵向图像。

## 二、参数设置和兼容性

FastView 为能与 0.001 4 英寸（1 英寸 =2.54 厘米）导丝兼容的快速交换型成像导管，其头端与导丝连接的短单轨交换长度为 20mm，工作长度为 137cm，成像段外径为 2.6Fr，近端螺旋轴外径为 3.2Fr。操作时，需使用内径≥1.78mm（6F）的指引导管输送。导管头端 100cm 具有优质亲水涂层，可使其在冠状动脉内通过时保持良好的通过性和跟踪性（图 12-3a 和图 12-3b）。

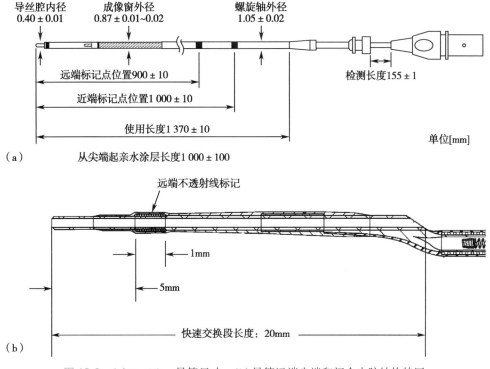

图 12-3　（a）FastView 导管尺寸。（b）导管远端尖端和闭合内腔结构特写

术者可通过透视下的两个标记点，明确导管尖端的位置和 OFDI 图像对应的血管部位。其中尖端标记点距尖端 5mm，镜头标记点（第二标记）位于光源位置。

FastView 成像导管仅与 LUNAWAVE 控制台兼容，其包装内含无菌袋，用于包裹 MDU。

### 三、FastView 特点

FastView 具有以下五个特点：

1. 即插即用和静音设计。不同于血管内超声（intravascular ultrasound，IVUS）和雅培的光学相干断层成像（optical coherence tomography，OCT）导管，FastView 成像导管可显著抑制导管鞘表面光反射，故无须使用盐水或对比剂冲洗导管腔。这种免冲洗设计使导管连接快捷，还可避免血液回流导致的图像质量下降或气泡伪影。

2. 导管优良的跟踪性和短尖端设计使其能够获得更远端图像。导管外径极小且灵活，良好的亲水涂层使其具有良好的跟踪性。镜头至尖端距离 24mm，可获得更长血管图像。

3. 高性能扭控核心保证图像质量。凭借完善的缠绕技术和结构，扭控核心具有高扭矩传递能力，可从 MDU 到远端镜头保持稳定的输送能力。即使在 158 帧 / 秒的高速旋转下，图像非均匀旋转变形（nonuniform rotational distortions，NURD）的发生率仍较低。

4. 镜头标记是 OFDI- 造影融合基础。X 线透视下可见不透射线的铂铱合金标记。术者可通过位于微型球透镜的镜头标记明确 OFDI 成像起始部位。OFDI- 造影融合功能可在造影图像显示 OFDI 图像位置，帮助术者了解冠状动脉解剖结构和组织特征。

5. 全血管扫描。最大回撤长度 150mm，可覆盖右冠状动脉全程。这是目前可回撤距离最长的商用腔内影像系统。

## 第二节 LUNAWAVE OFDI 成像系统

泰尔茂 OFDI 成像系统由 LUNAWAVE 成像控制台和 FastView 专用成像导管组成，LUNAWAVE 成像具有高信噪比（S/N）特点，可获取高分辨率血管横截面图像。

### 一、LUNAWAVE 成像技术

#### （一）多边形扫描波长滤波器

波长扫描激光器是 OFDI 的重要组成部分。现存多种激光扫描光源技术，如微机电系统、傅立叶域锁模激光和垂直腔面发射激光。为了获得高信噪比和稳定 OFDI 图像，LUNAWAVE 光源选用多边形扫描波长滤波器，其特点为噪点低和输出稳定。

#### （二）灵敏度峰值偏移

OFDI 通过成像导管中的细光纤发射红外光，并从其尖端射向冠状动脉血管壁。成像导管收集来自组织的背向散射光，将其传回系统，并通过干涉原理放大。通常组织的背向散射光强度约为输入光的 $1/10^{10}$。

光波在深部组织传播时信号衰减严重，组织穿透深度较差，难以生成清晰的图像，而 OFDI 成像控制台内的特殊模块可通过调节图像中心灵敏度峰值减弱信号衰减。通过灵敏度峰值偏移可获取高 S/N 图像，并实现深度穿透成像。

（三）激光安全机制

LUNAWAVE 具有双重安全机制，确保导管只在扫描时发射激光。尽管其扫描时发射的激光强度极高，但其安全类别依然被归类为最高级（激光安全标准 IEC 60825-1 第 1 类）。

## 二、可靠性

### 数据保护和备份系统

LUNAWAVE 具有两个互为镜像的数据存储器。即使一个存储器出现故障，也可从另一个存储器找回丢失的数据。

## 三、图像采集设置

### （一）回撤选项设置

可根据病人病情和病变长度，更改血液清除时间（冲洗持续时间）和图像获取长度。为适应各种情况，回撤速度可设为 0、5、10、15、20、25、30 或 40mm/s，回撤长度上限为 150mm，也可以随时手动终止。精确调整回撤条件有助于减少造影剂用量。为避免出现混淆，LUNAWAVE 可预设三个快捷模式，允许用户储存常用参数，通过控制台键盘上的功能键（F1，F2 和 F3）启动，简化操作。

### （二）回撤速度和帧间距

由于 LUNAWAVE 的帧频恒定在 158 帧 / 秒，因此帧间距随回撤速度变化。帧间距与 LUNAWAVE 回撤速度对应关系如表 12-1 所示。三维重建时，应尽可能减小帧间距，以获取高分辨率图像。若回撤速度较慢，心跳引起的伪影将增加[1]。

表 12-1　**帧间距与回撤速度对应关系**

| 回撤速度（mm / s） | 帧间距（mm） | 回撤速度（mm / s） | 帧间距（mm） |
| --- | --- | --- | --- |
| 0 | 0 | 20 | 0.127 |
| 5 | 0.032 | 25 | 0.158 |
| 10 | 0.063 | 30 | 0.190 |
| 15 | 0.095 | 40 | 0.253 |

### （三）冲洗速率和容积设置

图像采集时间取决于回撤长度和速度，通常采集时间约为 2～3s。由于红外光在血液中高度衰减，故 OFDI 获取图像时需清除血液。冲洗液（如对比剂）通常在 3～4s 内注射完毕。注射时导管的位置和同轴性是影响注射速率的主要因素。指引导管与血管同轴性良好，可减少冲洗液用量。图像采集前，可先用少量冲洗液（约 2ml）确认导管的位置和同轴性。通常冲洗速度右冠状动脉为 3.0ml/s，左冠状动脉为 3.5ml/s，还应视具体情况而定。

## 四、支架置入辅助功能

### （一）介入治疗前评估

可通过 OFDI 优化选择药物洗脱支架的着陆点，它不仅可测量病变长度和管腔大小，还可确定斑块的组织特征，特别是对于纤维化、纤维动脉粥样硬化和纤维钙化斑块的鉴定。通过 OFDI 可观察到易损斑块的常见特征，如斑块破裂、侵蚀、血栓、薄纤维帽和微血管。术者结合获得的 OFDI 图像确定支架尺寸、长度和着陆点。

LUNAWAVE 测量功能可用于确定支架尺寸和选择着陆点。

（二）面积测量

可测量管腔、中膜和任何其他横截面区域的面积。可通过一次点击自动测量管腔和支架面积，自动测量获得的管腔轮廓可手动调整，屏幕上可显示图形中心、面积、最大和最小直径和平均直径。

（三）长度测量

可测量任意两帧之间长度。X-View 模式还可在测量长度时，同时显示两个指定帧的横截面图像，以观察远端和近端参考点。该测量功能也可用于选择着陆点。例如，在考虑置入 24mm 支架时，在测量结果中输入 24mm，点击操作条，然后沿纵向视图移动以观察支架着陆点的管腔情况。

测量结果将自动保存。

（四）造影融合

OFDI 图像与血管造影图像的精准融合极为重要。LUNAWAVE 具有图像融合功能，可在造影图像中显示 OFDI 横断面图像的位置。

只有当造影图像通过专用端口输入系统时，才能实现图像融合。OFDI 回撤时保存造影图像。按下造影按钮时，显示器上会显示自动存档的造影图像。透镜标记位于 FastView 微型球透镜边缘；球透镜和标记之间的位置误差可忽略不计。造影融合界面上的透镜标记对应 OFDI 横截面图像的位置（图 12-4）。

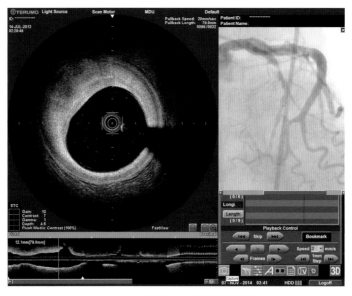

图 12-4　**造影融合功能用户界面**

术者用横截面图像测量长度时，屏幕将显示两个造影融合图像。由于显示器被一分为四（两个横截面图像和两个血管造影图像），每个图像的分辨率将降低。通过分别双击图像，可对应放大各个部分图像，寻找镜头标记（图 12-5）。

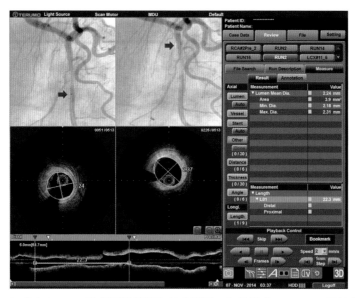

图 12-5 **PCI 术中 X-View 模式下的管腔和长度测量** 红色箭头：FastView 导管的镜头标记

## 五、PCI 术后评估

高分辨率 OFDI 图像可清晰地显示支架贴壁不良、边缘夹层和术后组织脱垂。通过距离和厚度测量功能，可了解支架置入情况，使用双视窗模式（两个 OFDI 图像融合）了解支架置入效果。

（一）距离和厚度测量

可通过在横截面图像上测量特定两点间距离来评估斑块纤维帽厚度、是否存在支架贴壁不良并（在随访时）测量新生内膜厚度。测量厚度时，需先行管腔测量，再选定图像上对应点和管腔中心点，自动计算从点到管腔轮廓的距离。由于测量厚度功能支持连续测量，当需测量多点到管腔轮廓的距离（特别是评估支架小梁贴壁和新生内膜覆盖）时，推荐使用该功能（图 12-6）。可使用 CSV 格式导出测量结果。

（二）双视窗模式

LUNAWAVE 支持双视窗模式，同时对两个回撤图像进行比较。使用此功能可将基线图像与术后回撤图像进行同步对比（图 12-7）。

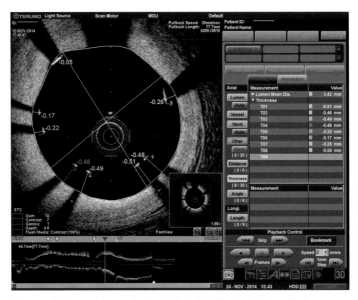

图 12-6　**厚度测量功能**　通过连续点击来测量多点到管腔轮廓的距离

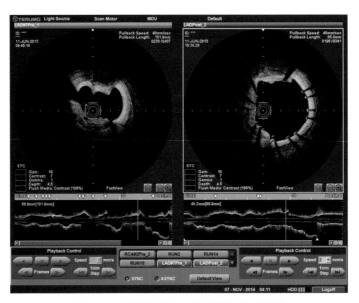

图 12-7　**双视窗模式**　支架置入前后比较

## 六、3D OFDI 在分叉病变 PCI 术中的应用

三维重建能够实现置入支架的可视化，在分叉病变 PCI 中具有独特价值。

LUNAWAVE 3D 功能具有两个主要特点：①可增强显示支架和导丝影像；②三维图像可自由旋转，实时观察支架和导丝的位置。由于三维重建会整合所有横截面图像数据，故图像信息损失最小。

1. 支架增强显示功能是基于金属材料信号特征差异显示的原理实现的。该功能可自动识别支架和导丝的位置，并以不同颜色在 3D 图像中显示，利于观察（图 12-8）。可通过窗口位置和窗口宽度两个参数来调节三维图像可视化强度范围。通过调整这些参数，减少伪像干扰（如残余血液），或使已经检测到的支架选择性成像（图 12-9）。

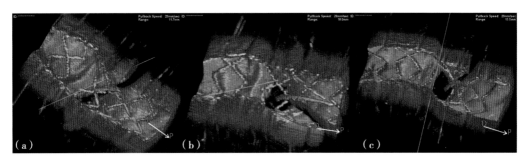

图 12-8　**剖视图**　（a）导丝重入分支血管位置不佳。（b）较好的导丝重入分支血管位置。（c）对 b 图中分叉位置行球囊对吻扩张后

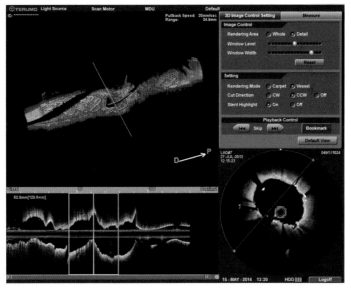

图 12-9　**血管视图用户界面**　通过选择轴向图像（红线）和纵向窗口（橙色和绿色线）中的感兴趣区域来设置三维图像的横截面

2. 3D OFDI 的另一个优势是可自由旋转观察角度。旋转观察角度有助于识别三维图像中镜头的深度和镜头与靶观察点的位置关系。

LUNAWAVE 有两种不同的三维视图模式。一个是剖面视图，即血管窗，另一个是开放视图，即平铺视图。由于分叉嵴的形态可影响远期支架置入效果，故术后回顾观察分叉脊部血管和支架的解剖位置，有助于预测远期预后（图 12-10）。

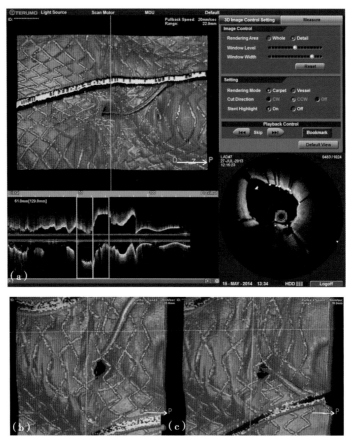

图 12-10　(a)平铺视图用户界面。平铺视图示例：(b)导丝重入分支血管位置不佳。(c)较好的导丝重入分支血管位置

## 七、文件输出

LUNAWAVE 静止图像以 BMP 或 JPEG 格式储存，可以是一个完整的显示截图，或一个轴向图像，或轴向＋纵向图像。3D 图像也可以作为静态图像输出。

回放图像以 AVI 格式存储。可以是轴向图像、轴向＋纵向图像、轴向＋纵向图像＋造影融合或轴向＋纵向双视窗图像。

LUNAWAVE 也支持 DICOM 格式存储。DICOM 文件可保存到图像存储文件夹、通信系统服务器和外部媒体（如 USB 存储器和 CD/DVD）。LUNAWAVE 支持由超声（US）、IVUS 和 OCT 生成的 DICOM 格式文件。

## 第三节　OFDI 指导左前降支病变 PCI 典型病例

54 岁男患，初步诊断为劳力性心绞痛。入院冠状动脉造影显示前降支近端和中段两处严重狭窄（图 12-11）。采用 6F 指引导管经左桡动脉入路行 PCI。术前行 OFDI 检测，以获得精确病变信息，从而制定介入策略。OFDI 回撤速度设为 40mm/s，以便一次回撤获得两处病变的影像。OFDI 导管的高回撤速度及长达 150 毫米的回撤长度，使术者可通过一次回撤获取整个病变图像，这一优势可减少对比剂用量。在本例中，对比剂注射速度设置为 4.0ml/s，总量 10ml。

OFDI 的造影融合功能临床意义重大。透视下光学传感器标记物的位置可将造影影像与 OFDI 纵轴和横截面视图进行同步。通过确认光学传感器位置，可对 OFDI 上近端和远端病变部位的直径、面积和病变长度进行测量，达到精准支架置入效果。此外，术者可通过 X-View 同步显示 OFDI 横截面图像和造影图像的近端和远端位置，方便选择支架尺寸。

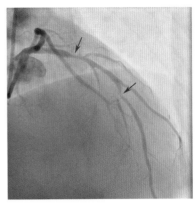

图 12-11 冠脉造影显示 LAD 近端和中段两处严重狭窄（箭头）

通过 OFDI 可知左前降支中段病变长度和直径分别为 17mm 和 2.5mm，其近端最佳着陆点在第二对角支以远（图 12-12），遂置入一枚 2.5mm×18mm 支架。同时，OFDI 测量近端病变长度和直径，显示近端病变长度 14mm、直径 3mm，近端病变远端最佳着陆点位于第一间隔支近端（图 12-13）。基于以上测量结果，在第一对角支近端释放 3.0mm×18mm 支架。支架置入后 OFDI 检查示支架未完全贴壁，选用非顺应性球囊行后扩张。最终 OFDI 示两处支架贴壁良好（图 12-14 和图 12-15）。

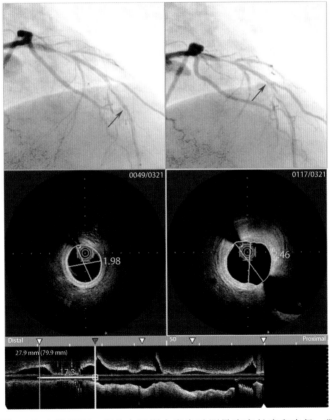

图 12-12 **OFDI 测量 LAD 中段病变** 在单个视图中半自动测量病变长度和直径。测量结果显示病变近端部位管腔直径为 2.46mm，病变长度 17.3mm。红色箭：FastView 导管的镜头标记

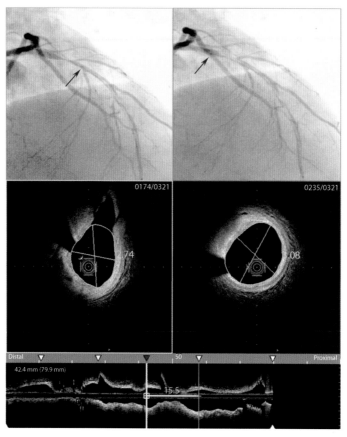

图 12-13　**OFDI 测量 LAD 近端病变**　测量结果显示病灶近端管腔直径为 3.08mm，病变长度为 15.5mm。红色箭：FastView 导管的镜头标记

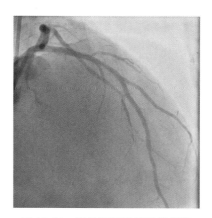

图 12-14　**最终冠状动脉造影影像**

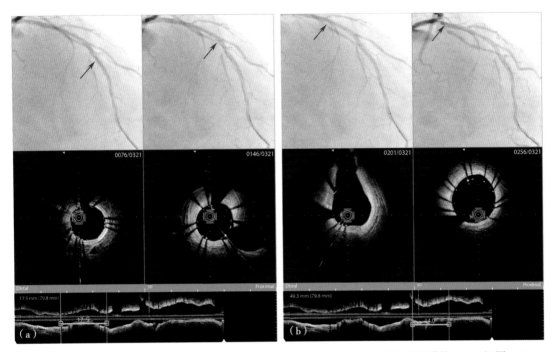

图 12-15　（a）远段病变最终 OFDI 视图。OFDI 显示支架贴壁良好。（b）近段病变最终 OFDI 视图。OFDI 显示支架贴壁良好。红色箭：FastView 导管镜头标记

双视窗模式是 OFDI 的另一个独特功能，可同时显示两个 OFDI 横截面图像，如术前和术后图像。本例中，仅需回撤一次 OCT 导管，通过 OFDI 和血管造影融合来指导 LAD 两处病变的支架置入，能够减少对比剂用量。

OFDI 具有长距离回撤、血管融合、自动管腔测量及"X-View 模式"等多种功能，用于指导 PCI 非常高效便捷。

此外，三维重建功能有助于确定边支开口处支架小梁情况。

## 第四节　3D OFDI 指导分叉病变 PCI 典型病例

### 一、简介

OCT 图像三维重建可用于指导分叉病变 PCI[2, 3]。既往报道显示，边支开口处支架小梁分布及导丝穿过支架网眼情况是球囊对吻扩张（kissing balloon dilatation，KBD）后发生支架贴壁不良（incomplete apposition，ISA）的重要影响因素[4]。通常建议经远端网眼再入导丝[5]，故根据分支开口处支架小梁分布情况选择正确支架网眼极为重要。仅利用 OCT 二维图像难以识别边支开口处支架小梁分布。泰尔茂公司的 OFDI 系统具有三维重建功能，60 秒内即可完成重建，有助于检测边支开口处支架小梁分布并明确 PCI 术中导丝再入边支位置。

### 二、典型病例

　　69 岁男患，初步诊断为劳力性心绞痛，既往 PCI 史。入院造影发现 LAD 近端狭窄程度为 75%，存在钙化病变（图 12-16a）。血流储备分数（FFR）检测结果为 0.76。经右股动脉送入 7F BL 3.5 指引导管（Heartrail Ⅱ），沿导管将两根导线分别送入 LAD 及 LCX 远端。术前 OFDI 图像所示，钙化斑块仅位于 LAD 近端，使用 2.0mm 旋磨头行冠状动脉旋磨术。3.5mm 非顺应性球囊以 18atm 预扩张后，跨过 LCX 开口置入 3.5×18mm 支架（图 12-16b）。第二根导丝经 LCX 开口支架小梁送至 LCX 远端。3D OFDI 显示第二根导丝穿过远端网眼（图 12-7a）。KBD 后可见支架变形。第二次从 LCX 支架近端网眼尝试再入。通过 3D OFDI 确认再入成功后（图 12-7b），再次行 KBD（图 12-16c）。最终造影和 3D OFDI 显示 LCX 口部无残余支架小梁，血流良好（图 12-16d 和 12-17c）。

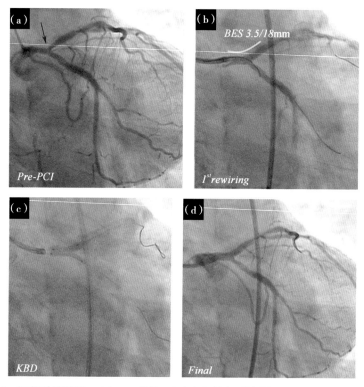

图 12-16　**冠状动脉造影**　（a）PCI 术前。（b）支架植入后造影。（c）KBD。（d）最终结果

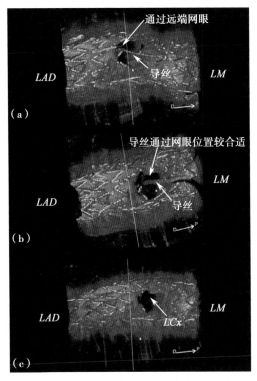

图 12-17　**3D OFDI**　（a）导丝第一次穿支架网眼进入 LCX 时是通过远端网眼。（b）导丝第二次穿支架网眼进入 LCX 时选择网眼位置较合适。（c）KBD 之后，LCX 开口无残余支架梁，血流良好。LM，左主干；LAD，前降支；LCX，回旋支

## 三、讨论

虽然 KBD 作用是扩开边支口部支架小梁，但 KBD 存在导致支架变形，使主支血管近端椭圆形扩张和边支损伤等弊端[6]。为实现最佳 KBD 效果，在 KBD 前选择合适的再入网眼极为重要。3D OFDI 可有助于了解支架结构，并确认 PCI 术中导丝的再入位置。这种技术有望改善分叉病变 PCI 预后。

### 致谢

Kenji Kaneko 代表 Terumo OFDI 小组，对 Kawasaki 医学院 Shiro Uemura 教授表示感谢。

### 声明

FastView 和 LUNAWAVE 未经美国食品药品管理局批准在美国使用或销售。

（宋鹏伟　邹轶伦　牟红圆　译）

### 参考文献

1. Okamura T et al. High-speed intracoronary optical frequency domain imaging: Implications for three-dimensional reconstruction and quantitative analysis. *EuroIntervention* 2012;7:1216–26.
2. Okamura T et al. Three-dimensional optical coherence tomography assessment of coronary wire re-crossing position during bifurcation stenting. *EuroIntervention* 2011;7:886–7.

3. Farooq V et al. Three-dimensional optical frequency domain imaging in conventional percutaneous coronary intervention: The potential for clinical application. *European Heart Journal* 2013;34:875–85.

4. Okamura T et al. 3D optical coherence tomography: New insights into the process of optimal rewiring of side branches during bifurcational stenting. *EuroIntervention* 2014;10:907–15.

5. Alegría-Barrero E et al. Optical coherence tomography for guidance of distal cell recrossing in bifurcation stenting: Choosing the right cell matters. *EuroIntervention* 2012;8:205–13.

6. Sgueglia GA, Chevalier B. Kissing balloon inflation in percutaneous coronary interventions. *JACC Cardiovascular Interventions* 2012;5:803–11.

# 第十三章

# OCT 图像采集

冠状动脉光学相干断层成像（optical coherence tomography，OCT）是一种应用近红外光的成像技术[1-4]，其轴向分辨率为 10～20μm，纵向分辨率为 20～40μm。OCT 既可用于术中检测是否存在薄纤维帽易损斑块（thin-capped fibroatheromas，TCFAs）[5-6,7]，也可用于评价冠状动脉支架置入术后即刻效果及随访检测支架小梁内皮化程度[8-10]，近期还有研究采用 OCT 评价生物可吸收支架的置入效果[11-13]。目前，应用于冠状动脉的 OCT 有两种类型：第一代时域（time-domain，TD）OCT 和第二代频域（frequency-domain，FD）OCT。与 TD-OCT 相比，FD-OCT（也即 OFDI）操作更具优势，更简便快捷[14,15]，可提供冠状动脉解剖学信息，辅助术者完善介入策略[16,17]。若 OCT 成像效果不佳可能导致术者误判病变情况，影响患者治疗及预后。本章主要介绍如何获得清晰、准确的 OFDI 图像。

## 第一节　OCT 系统

冠状动脉 OCT 系统包括 TD-OCT 和 FD-OCT（OFDI）两种。TD-OCT 是第一代 OCT 系统，需通过近端球囊阻断或其他技术清除冠状动脉内血液[18,19]。应用近端球囊阻断技术时，在靶病变近端扩张球囊，并从球囊远端注射对比剂以清除靶病变处血液。与第二代 OCT 系统 FD-OCT（帧频 150～180 帧/秒）相比，TD-OCT 系统（帧频 15～20 帧/秒）操作复杂、成像速度慢（回撤速度 2.0～3.0mm/s），并且球囊阻断可能导致心肌缺血、严重心律失常或冠状动脉内膜损伤等并发症。FD-OCT 帧频更高（约为 TD-OCT 的 10 倍），可通过一次回撤获取冠状动脉全程图像。雅培公司和泰尔茂公司生产的 FD-OCT 成像导管均采用单轨快速交换设计。FD-OCT 主要并发症为冠状动脉机械性损伤引起的局部缺血等，严重并发症罕见，冠状动脉内使用 FD-OCT 成像是安全的[20,21]。

## 第二节　成 像 过 程

FD-OCT 应用非阻断技术清除冠状动脉血流后回撤采集图像。两种 FD-OCT 操作程序基本相同：

1. 指引导管到达靶血管开口（首选 7Fr 指引导管），不推荐应用带侧孔的指引导管。
2. 根据患者凝血状态，给予 30～40IU/kg（2 000～3 000IU）肝素。建议推送 OCT 成像导管前于冠状动脉内给予硝酸甘油，以减少导管刺激引起的血管痉挛。

3．将导丝送至靶病变远端。

4．将步进马达（motor drive unit，MDU）接口放置在无菌套中，小心取出 OCT 导管。

5．送入导管前，必须从成像导管侧孔推注 1～2ml 纯对比剂充盈导管腔，并持续冲洗至 3～5 滴对比剂从指引导管末端排出，以确保导管内外折射率匹配。此步骤仅适用于雅培公司生产的 OCT 导管。

6．导管连接到 MDU 接口后可点击自动校准按钮完成校准，但有时需手动调整。四个校准标记应与成像导管外壁对齐，而非与光纤外部对齐。

7．将 OCT 导管通过导丝送至冠状动脉靶病变处，避免损伤冠状动脉。为保证成像质量，图像采集时应注意保持 OCT 成像导管和指引导管同轴。

8．推注对比剂冲洗导管，图像清晰后立即开始回撤。

## 第三节　冲洗参数设置

表 13-1 为推荐的冲洗速率、压力和总用量参数。冲洗各支冠状动脉时需注意以下事项：

1．前降支：常规左冠状动脉指引导管通常足以确保与成像导管良好同轴。

2．回旋支：可能需要调整指引导管角度（逆时针旋转）或超选以达到最佳血液清除效果。

3．右冠状动脉：根据动脉直径调整对比剂注射速度。对于细小右冠状动脉可选择 3.0ml/s（总用量约 12ml）。粗大右冠状动脉可能需 3.5ml/s 或 4ml/s（总用量约 14ml）。

4．如患者出现胸痛或心律失常，立即停止注射。

表 13-1　**推荐冲洗参数设置**

| 血管 | 速率（ml/s） | 压力（psi） | 总用量（ml） |
| --- | --- | --- | --- |
| LCA | 4 | 300 | 14 |
| RCA | 3～3.5 | 300 | 12～14 |

注：LCA，左冠状动脉；RCA，右冠状动脉

## 第四节　操作注意事项

尽管 OCT 可提供冠状动脉详细解剖学信息，但 OCT 图像采集时需牢记其局限性。

### 一、校准错误

必须正确校准 OCT 成像导管。Hebsgaard 等[22]发现，已发表 OCT 研究中成像导管校准错误发生率高，43% 图像存在 OCT 导管校准错误，16% 图像存在严重 OCT 导管校准错误，因此每次测量时都要正确校准 OCT 成像导管。虽然目前两种 OCT 系统都提供自动校准，但有时仍需手动校准。图 13-1 为校准错误典型示例。校准错误时，术者可能会错误判断最佳球囊和支架尺寸，导致冠状动脉夹层、穿孔等并发症发生。

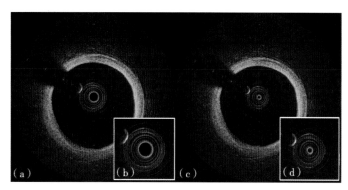

图 13-1　**校准错误典型示例**　(a)OCT 图像显示参考节段冠状动脉管腔直径(3.43×3.57mm)，此时认为最佳支架尺寸为 3.5mm。(b)校准错误。(c)正确校准后，管腔直径为 3.12×3.25mm，最佳支架尺寸应为 3.25mm。(d)正确校准成像导管后图像

## 二、折射率校正

行 OCT 检查时，通常需注射对比剂清除冠状动脉中血液以获得清晰成像，但对比剂用量增加可能导致肾功能损害，即"对比剂肾病"(contrast media-induced nephropathy，CIN)[23, 24]。因此建议使用替代冲洗介质。

根据流体动力学，注入另一种黏度较高液体可置换管腔内液体。冠状动脉内 OCT 成像清除血液即利用该原理[25]。对比剂比其他溶液(包括盐水或乳酸林格氏液)黏度更高，适于血液置换。低分子右旋糖酐 L 和对比剂 - 盐水混合物(通常为 1∶1 混合)也可作为替代冲洗介质。研究表明，使用以上冲洗介质行 OCT 图像采集，可减少对比剂用量且不影响图像质量[26-28]。

折射率是描述光如何通过介质传播的物理常数。例如，空气的折射率是 1.000 29，而水的折射率是 1.333 4。与空气相比，光在冲洗介质或组织中传播较慢，因此，必须根据冲洗介质的折射率对 OCT 测量结果进行校正。目前两种 OCT 系统都提供了一种用冲洗介质折射率校正测量数据的方法。如图 13-2 所示，如未进行折射率校正，测量数据会出现偏差，导致选择错误尺寸的支架或球囊。

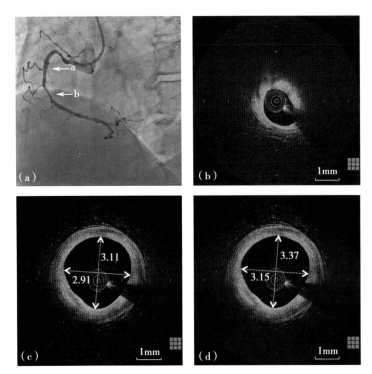

图 13-2　**折射率校正**　稳定型心绞痛患者冠状动脉造影及 OCT 图像（a-c）。正确的折射率校正对获得准确测量数据尤为重要。本病例冠状动脉内注射乳酸林格氏液，测量数据使用乳酸林格氏液折射率进行校正（1.334）。近端冠状动脉管腔直径分别为 3.11mm 和 2.91mm（c）。如果未正确校正，例如使用对比剂折射率（1.443）校正，则近端冠状动脉直径测量值分别为 3.37mm 和 3.15mm（d），导致选择支架或球囊尺寸偏大

## 三、对比剂充盈成像导管

　　雅培公司的 Dragonfly 系列 OCT 成像导管使用前必须充盈对比剂。OCT 导管中血液清除不完全会影响 OCT 图像质量。血液或气泡会干扰冠状动脉成像，影响测量准确性（图 13-3）。术者术中应经常使用"纯对比剂"冲洗成像导管，避免导管内对比剂被血液稀释。

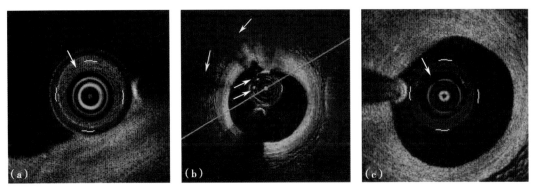

图 13-3　**OCT 导管充盈不完全**　（a）导管内残余血液（白箭）。（b）导管内存在气泡（白箭），引起 OCT 信号衰减（黄箭）。（c）冲洗完全（白箭）

## 四、冲洗不充分

近红外光遇红细胞发生衰减，因此成像前必须清除成像段管腔血液。目前常通过指引导管持续推注冲洗介质（多为对比剂）。推荐冲洗速率、压力和总容积如表 13-1 所示。如获取 OCT 图像不清晰，需更改冲洗参数。当采用比对比剂黏度小的冲洗介质（如乳酸林格氏液或生理盐水）时，需冲洗速率更快、冲洗总量更大。此外，术者需注意指引导管与冠状动脉是否同轴。OCT 成像时不推荐使用带侧孔的指引导管。图 13-4 为冲洗不充分典型病例。此时，需调整冲洗速率以获取清晰 OCT 图像。

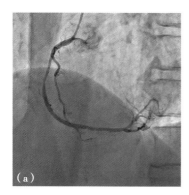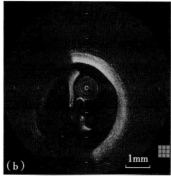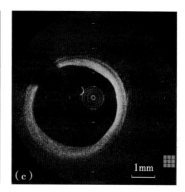

图 13-4　**冲洗不充分典型病例**　（a）冠状动脉造影示右冠状动脉中段中度狭窄。（b）由于冲洗不充分，血流引起 OCT 信号衰减，成像不清晰。（c）将冲洗速率由 3ml/s 调整至 3.5ml/s，获得清晰 OCT 图像

## 五、病变选择

慢性闭塞病变和开口病变难以充分清除血液，不适合行 OCT 成像。此时冠状动脉腔内影像学检查首选 IVUS。

对于次全闭塞病变，OCT 成像导管冲洗效果不佳。与冠状动脉有效管腔相比，OCT 成像导管尺寸（2.6F 或 2.7F）相对较大，可能干扰血流或嵌顿于狭窄部位。此类病变建议恢复前向血流后再行 OCT 检查。图 13-5 为重度弥漫狭窄病变典型病例，支架置入前未获得清晰 OCT 图像。

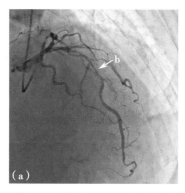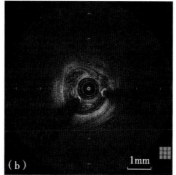

图 13-5　**重度弥漫狭窄病变病例**　（a）冠状动脉造影示前降支近、中段存在重度弥漫狭窄。（b）由于冲洗不充分，术前 OCT 图像不清晰

　　OCT 检查可提供详细管腔解剖学信息，帮助术者制定治疗策略。然而，不正确成像和测量会导致术者做出错误判断。行冠状动脉内 OCT 成像时，术者应谨慎操作避免并发症发生。

（曹　阳　李　丹　译）

## 参考文献

1. Bouma BE, Tearney GJ. Power-efficient nonreciprocal interferometer and linear-scanning fiber-optic catheter for optical coherence tomography. *Optics Letters* 1999;24(8):531–3.
2. Huang D et al. Optical coherence tomography. *Science* 1991;254:1178–81.
3. Jang IK et al. Visualization of coronary atherosclerotic plaques in patients using optical coherence tomography: Comparison with intravascular ultrasound. *Journal of the American College of Cardiology* 2002;39(4):604–9.
4. Brezinski ME et al. Optical coherence tomography for optical biopsy. Properties and demonstration of vascular pathology. *Circulation* 1996;93:1206–13.
5. Jang IK et al. In vivo characterization of coronary atherosclerotic plaque by use of optical coherence tomography. *Circulation* 2005;111(12):1551–5.
6. Kubo T et al. Assessment of culprit lesion morphology in acute myocardial infarction: Ability of optical coherence tomography compared with intravascular ultrasound and coronary angioscopy. *Journal of the American College of Cardiology* 2007;50:933–9.
7. Virmani R et al. Pathology of the vulnerable plaque. *Journal of the American College of Cardiology* 2006;47:C13–8.
8. Bouma BE et al. Evaluation of intracoronary stenting by intravascular optical coherence tomography. *Heart* 2003;89:317–20.
9. Sawada T et al. Persistent malapposition after implantation of sirolimus-eluting stent into intramural coronary hematoma: Optical coherence tomography observations. *Circulation Journal* 2006;70:1515–9.
10. Matsumoto D et al. Neointimal coverage of sirolimus-eluting stents at 6-month follow-up: Evaluated by optical coherence tomography. *European Heart Journal* 2007;28:961–7.
11. Serruys PW et al. Evaluation of the second generation of a bioresorbable everolimus-eluting vascular scaffold for the treatment of de novo coronary artery stenosis: 12-month clinical and imaging outcomes. *Journal of the American College of Cardiology* 2011;58:1578–88.
12. Bourantas CV et al. Effect of the endothelial shear stress patterns on neointimal proliferation following drug-eluting bioresorbable vascular scaffold implantation: An optical coherence tomography study. *JACC Cardiovascular Interventions* 2014;7:315–24.
13. Waksman R et al. Serial observation of drug-eluting absorbable metal scaffold: Multi-imaging modality assessment. *Circulation Cardiovascular Interventions* 2013;6:644–53.
14. Yun SH et al. Comprehensive volumetric optical microscopy in vivo. *Nature Medicine* 2006;12:1429–33.
15. Tearney GJ et al. Three-dimensional coronary artery microscopy by intracoronary optical frequency domain imaging. *JACC Cardiovascular Imaging* 2008;1:752–61.
16. Burzotta F et al. Fractional flow reserve or optical coherence tomography guidance to revascularize intermediate coronary stenosis using angioplasty (FORZA) trial: Study protocol for a randomized controlled trial. *Trials* 2014;15:140.
17. Prati F et al. Angiography alone versus angiography plus optical coherence tomography to guide decision-making during percutaneous coronary intervention: The Centro per la Lotta contro l'Infarto-Optimisation of Percutaneous Coronary Intervention (CLI-OPCI) study. *EuroIntervention* 2012;8:823–9.
18. Prati F et al. Expert's OCT review document. Expert review document on methodology, terminology, and clinical applications of optical coherence tomography: Physical principles, methodology of image acquisition, and clinical application for assessment of coronary arteries and atherosclerosis. *European Heart Journal* 2010;31:401–15.
19. Kataiwa H et al. Head to head comparison between the conventional balloon occlusion method and the non-occlusion method for optical coherence tomography. *International Journal of Cardiology* 2011;146:186–90.
20. Lehtinen T et al. Feasibility and safety of frequency-domain optical coherence tomography for coronary artery evaluation: A single-center study. *International Journal of Cardiovascular Imaging* 2013;29:997–1005.
21. Imola F et al. Safety and feasibility of frequency domain optical coherence tomography to guide decision making in percutaneous coronary intervention. *EuroIntervention* 2010;6:575–81.
22. Hebsgaard L et al. Calibration of intravascular optical coherence tomography as presented in peer reviewed publications. *International Journal of Cardiology* 2014;171:92–3.
23. McCullough PA et al. Acute renal failure after coronary intervention: Incidence, risk factors, and relationship to mortality. *American Journal of Medicine* 1997;103:368–75.
24. Rihal CS et al. Incidence and prognostic importance of acute renal failure after percutaneous coronary intervention. *Circulation* 2002;105:2259–64.
25. Petitjeans P, Maxworthy T. Miscible displacements in capillary tubes. Part 1. Experiments. *Journal of Fluid Mechanics* 1996;326:37–56.

26. Frick K et al. Low molecular weight dextran provides similar optical coherence tomography coronary imaging compared to radiographic contrast media. *Catheterization and Cardiovascular Interventions* 2014;84:727–31.
27. Ozaki Y et al. Comparison of contrast media and low-molecular-weight dextran for frequency-domain optical coherence tomography. *Circulation Journal* 2012;76:922–7.
28. Li X et al. Safety and efficacy of frequency domain optical coherence tomography in pigs. *EuroIntervention* 2011;7:497–504.

# 附录：血管内生物可吸收支架置入优化技术

美国雅培公司研发的 Absorb GT1 是美国食品药品监督管理局批准的第一代冠状动脉生物可吸收支架（bioresorbable vascular scaffold，BVS）。因 Absorb GT1 支架内血栓形成风险较药物洗脱支架（drug eluting stents，DES）高 [1-3]，故对支架置入技术的要求更严格 [4]。

目前支架置入术推荐应用 PSP（proper lesion preparation，sizing，and postdilation，充分病变预处理、选择合适支架尺寸并采用适当压力后扩张）原则优化介入治疗效果 [4]。在支架置入术中，腔内影像学指导是 PSP 原则具体应用的重要内容之一。虽然血管内超声（intravascular ultrasound，IVUS）和光学相干断层成像（optical coherence tomography，OCT）均可提供靶血管直径、病变特征和支架置入部位等信息，但由于 IVUS 存在无法判断钙化深度且不能充分评估支架置入后贴壁情况等局限性，限制了在 BVS 置入中的应用，目前更推荐使用 OCT 指导 BVS 置入。本章将主要阐述 OCT 指导的血管内 BVS 置入优化技术（intravascular BVS Optimization Technique，iBOT）。

BVS 置入效果（图 A-1）取决于支架置入术前使用腔内影像学检查进行手术策略制定、病变预处理、支架大小选择、术后后扩张和优化处理。BVS 置入前腔内影像学检查对评估是否需要行冠状动脉粥样斑块旋切术及选择适当支架尺寸尤为重要。

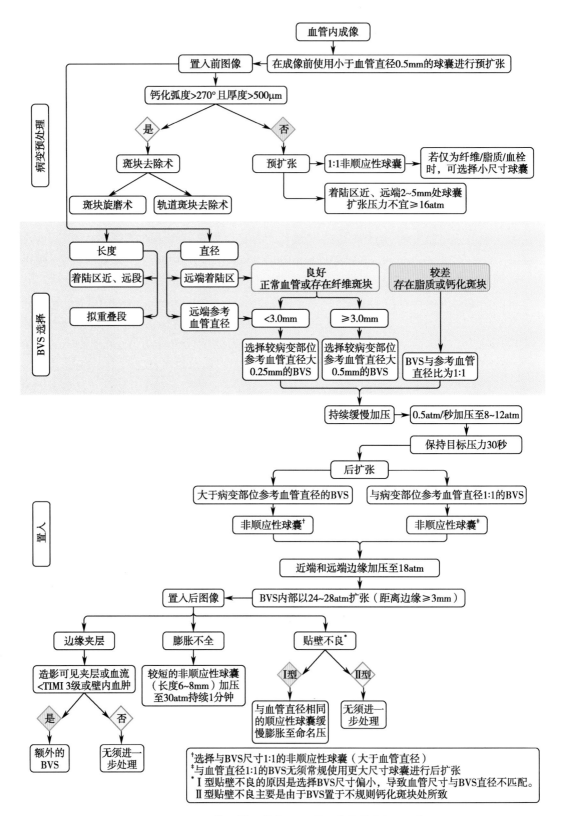

图 A-1  OCT 指导的血管内 BVS 置入优化技术（iBOT）

## 一、BVS 置入前 OCT 检查

1. 基于造影测量结果，选择比参考血管直径小 0.5mm 球囊对病变部位进行预扩张，以确保成像导管能够顺利通过病变部位。

2. 送入 OCT 成像导管行腔内影像学检查，评估病变部位血管钙化程度和深度、近端及远端参考血管直径（reference vessel diameter，RVD）和病变长度。

## 二、OCT 指导病变预处理

### （一）球囊预扩张

使用 1：1 非顺应性球囊充分预扩张（可能需要加压至 16atm）。

1. 避开支架着陆区远端和近端 2～5mm 位置。

2. 小尺寸预扩张球囊适用于松软病变（如纤维 - 脂质斑块或血栓性病变）。

3. Scoring 球囊适用于不准备行旋磨处理的向心性纤维 - 钙化斑块。

### （二）斑块去除术

1. 钙化病变　钙化弧度 >270° 且厚度 >500μm 钙化斑块[9]，可选择斑块旋磨或旋切术行斑块预处理。对于非环形厚钙化，球囊预扩张即可获得足够大小管腔（图 A-2）。

2. 支架内再狭窄（in-stent restenosis，ISR）病变　既往置入支架部位斑块成分以纤维斑块多见，同时伴有新生内膜增生（neointimal hyperplasia，NIH）。部分 ISR 继发于新生动脉粥样硬化，其特点是 OCT 可见脂质和 / 或钙化沉积（图 A-3）。新生动脉粥样硬化节段内偶可见微血管。对于非技术性支架置入失败（如既往支架置入时膨胀欠佳）的 ISR 病变，BVS 既能释放抗增殖药物，又可避免金属支架留存体内。

（1）NIH　激光斑块消蚀术可修饰纤维组织，使用 Scoring 球囊进行预扩张也是 BVS 置入前获得较大管腔的一种重要方法（图 A-4）。

（2）新生动脉粥样硬化　采用与既往置入支架 1：1 大小的非顺应性球囊进行充分预扩张。

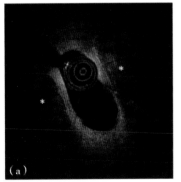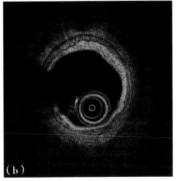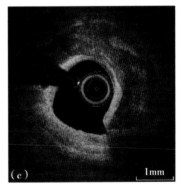

图 A-2　**钙化斑块 OCT 影像**　图（a）显示两处独立清晰、较厚钙化结节（星号）。图（b）显示薄的环形钙化。图（c）显示弧度 >270° 且厚度为 800μm 的钙化斑块。图（c）中病变需行斑块去除术以获得足够大小管腔

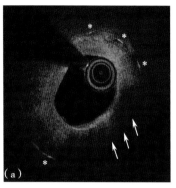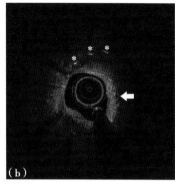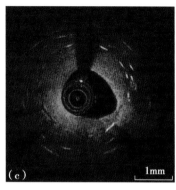

图 A-3　**支架内再狭窄分型示例**　图(a)和(b)显示新生动脉粥样硬化。星号为先前置入的金属支架。窄箭显示支架内再狭窄病变内存在的脂质斑块,宽箭显示新生微血管。这些发现与新生动脉粥样硬化相一致。图(c)显示三层金属支架结构,伴有纤维组织和新生内膜增生

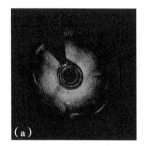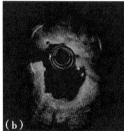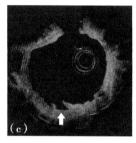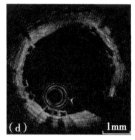

图 A-4　**RCA 置入 DES 后重度 ISR 一例**　图(a)显示大量纤维斑块和新生内膜增生。图(b)显示应用 0.9mm 激光导管(能量密度 80mJ/mm², 脉冲频率 80Hz)行激光斑块消蚀术后效果。图(c)显示在激光斑块消蚀术后应用 3.0mm Scoring 球囊对病变进行处理后可获得更大的管腔。宽箭为 Scoring 球囊扩张后的痕迹。图(d)显示置入 3.0mm BVS;可见原金属支架与新置入的 BVS 之间极少量残留组织

## 三、OCT 指导 BVS 选择

### (一)直径

BVS 直径选择取决于远端着陆区病变程度和远端 RVD(图 A-5)。病变远端着陆区良好时,选择尺寸较大 BVS 可保证支架近端充分贴壁。

1. 病变远端着陆区条件良好(如为正常血管段或仅存在少量纤维化病变)

a. 远端 RVD<3.0mm 时,选用较参考血管直径大 0.25mm 的 BVS

b. 远端 RVD≥3.0mm 时,选用较参考血管直径大 0.5mm 的 BVS

2. 病变远端着陆区条件差(如存在偏心性钙化或脂质病变)

远端 RVD 与 BVS 直径 1∶1

3. 远端和近端之间为锥形病变(直径差>1.0mm)时,为避免由于 BVS 尺寸较小导致近端贴壁不良,术者可从如下两种策略中任选其一:

a. 置入两枚不同直径的 BVS

b. 置入金属支架

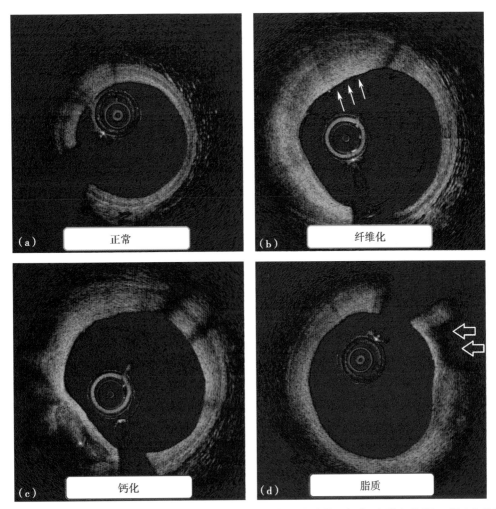

**图 A-5　参考节段着陆区特点**　图（a）显示具有三层结构的正常血管（内膜、中膜和外膜）。图（b）显示纤维病变（窄箭）。图（c）显示一处钙化结节（星号），图（d）显示一处富脂质病变（空箭）。当远端着陆区情况如图（a）或（b）时，选择较参考血管直径大的 BVS；当远端着陆区情况如图（c）或（d）时，应选择与参考血管直径 1∶1 的 BVS

（二）长度

1. 如需置入超过 1 枚 BVS，应尽量避免在病变严重部位重叠。

2. 使用 OCT 行管腔轮廓和容积分析有助于选择合适的支架长度。如前所述，与 IVUS 相比，OCT 在病变长度精确测量方面更具优势。

## 四、OCT 指导 BVS 置入

1. 缓慢而持续地释放支架，每秒钟大约加压 0.5atm，直到 8～12atm。
目标压力应至少保持 30 秒。

2. 串联置入支架时应尽可能减小重叠长度。
近端拟置入 BVS 的远端标记点应与远端已置入 BVS 的近端标记点接近或重合。

## 五、OCT 指导后扩张

1. 应选用与支架大小 1∶1 的非顺应性球囊行后扩张。

a. BVS 内（距边缘≥3mm）应以 24～28atm 行高压后扩张。

b. 支架边缘应以较低压力（如约 18atm）行后扩张。

2. 无须常规应用较大后扩张球囊。

a. 如为锥形病变，BVS 近端和中段应用与近端 RVD 直径一致的短的非顺应性球囊后扩张。

3. 可使用支架优化工具（如 stent boost）确认 BVS 内后扩张球囊位置。

## 六、BVS 置入后 OCT 检查

后扩张后行腔内影像学检查可帮助评估 BVS 边缘夹层、膨胀不全和贴壁不良。

1. 边缘夹层　腔内影像学检查发现存在边缘夹层时，依据以下条件判断是否需置入另一枚 BVS：

a. 造影正常（无造影可见夹层，血流 TIMI 3 级）时，无须进一步干预。

b. 腔内影像学提示存在并发壁内血肿，即使造影正常，仍需置入另一支架有效覆盖。

2. 膨胀不全　膨胀不全是指横截面管腔直径小于 RVD。通过 OCT 行管腔轮廓与容积分析有助于评估膨胀不全（图 A-6）。

a. 膨胀不全部位应再次后扩张。

短（6～8mm）非顺应性球囊以 30atm 高压扩张至少 1 分钟可达到更好扩张效果。

可用另一较大（大 0.25mm）非顺应性球囊行后扩张。由于存在血管破裂风险，不建议在偏心钙化部位采用此方法。

b. 进一步后扩张后，尽管仍存在膨胀不全，但如直径残余狭窄≤15%（与 RVD 相比）是可以接受的。

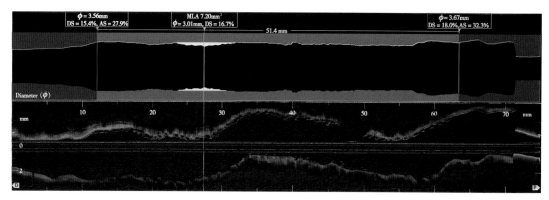

图 A-6　**容积分析图（上图）和管腔剖面图（下图）中黄色部分显示了一处 BVS 膨胀不全区域**　容积分析中膨胀不全呈"腰征"，应行进一步高压后扩张

3. 贴壁不良　贴壁不良是指支架小梁与血管壁未完全接触。贴壁不良有两种类型。

Ⅰ型：支架直径过小，导致支架与血管尺寸不匹配（图 A-7a）。

以与 RVD 1∶1 大小的顺应性球囊再次后扩张可改善。球囊应逐渐加至命名压以保证支架充分贴壁。

Ⅱ型：由于不规则钙化导致支架贴壁不良（图 A-7b）。

此时应着重采用上述方法保证支架充分膨胀即可，无须过度追求支架梁完全贴壁。

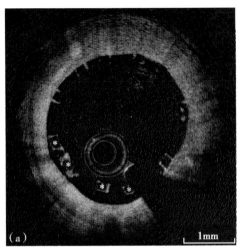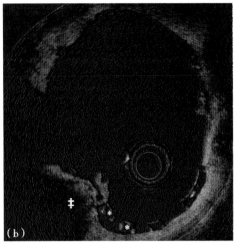

图 A-7　**两种类型的贴壁不良，星号显示贴壁不良支架小梁**　图（a）为Ⅰ型贴壁不良，源于支架与血管壁尺寸不匹配，应用与 RVD 1∶1 的顺应性球囊缓慢膨胀至命名压可减轻此型贴壁不良。图（b）为Ⅱ型贴壁不良，是由于突出的钙化结节（‡）导致支架小梁和不规则的血管壁轮廓不匹配，较大压力球囊后扩张不适于处理此型贴壁不良

（王定宇　郑琳裙　译）

## 参考文献

1. Lipinski MJ et al. Scaffold thrombosis after percutaneous coronary intervention with ABSORB Bioresorbable Vascular Scaffold: A systematic review and meta-analysis. *JACC Cardiovascular Interventions* 2016;9:12–24.
2. Collet C et al. Late thrombotic events after bioresorbable scaffold implantation: A systematic review and meta-analysis of randomized clinical trials. *European Heart Journal* 2017.
3. Ellis SG. Everolimus-eluting bioresorbable vascular scaffolds in patients with coronary artery disease: ABSORB III trial 2-year results. *ACC 2017*. March 18, 2017.
4. "Simple PSP implant strategy." *Absorb GT1, Abbott Vascular*. 2017.
5. Gutierrez-Chico JL et al. Quantitative multi-modality imaging analysis of a fully bioresorbable stent: A head-to-head comparison between QCA, IVUS and OCT. *International Journal of Cardiovascular Imaging* 2012;28:467–78.
6. Negi SI, Rosales O. The role of intravascular optical coherence tomography in peripheral percutaneous interventions. *Journal of Invasive Cardiology* 2013;25:E51–3.
7. Bezerra HG et al. Optical coherence tomography versus intravascular ultrasound to evaluate coronary artery disease and percutaneous coronary intervention. *JACC Cardiovascular Interventions* 2013;6:228–36.
8. Tenekecioglu E et al. Intracoronary optical coherence tomography: Clinical and research applications and intravascular imaging software overview. *Catheterization and Cardiovascular Interventions* 2017.
9. Maejima N et al. Relationship between thickness of calcium on optical coherence tomography and crack formation after balloon dilatation in calcified plaque requiring rotational atherectomy. *Circulation Journal* 2016;80:1413–9.
10. Pighi M et al. Imaging and functional assessment of bioresorbable scaffolds. *Minerva Cardioangiologica* 2016;64:442–61.